Jenny Holzer

im Gespräch mit Noemi Smolik

Kiepenheuer & Witsch

Zu diesem Band erscheint eine Vorzugsausgabe.

Buchgestaltung: Wilfried Dickhoff, Köln
Umschlagfoto: Michaela Zeidler
Alle anderen Abbildungen © Barbara Gladstone Gallery, New York
Lithographie Heinrich Miess, Köln
Gesamherstellung Clausen & Bosse, Leck
ISBN 3-462-02297-0

Inhalt

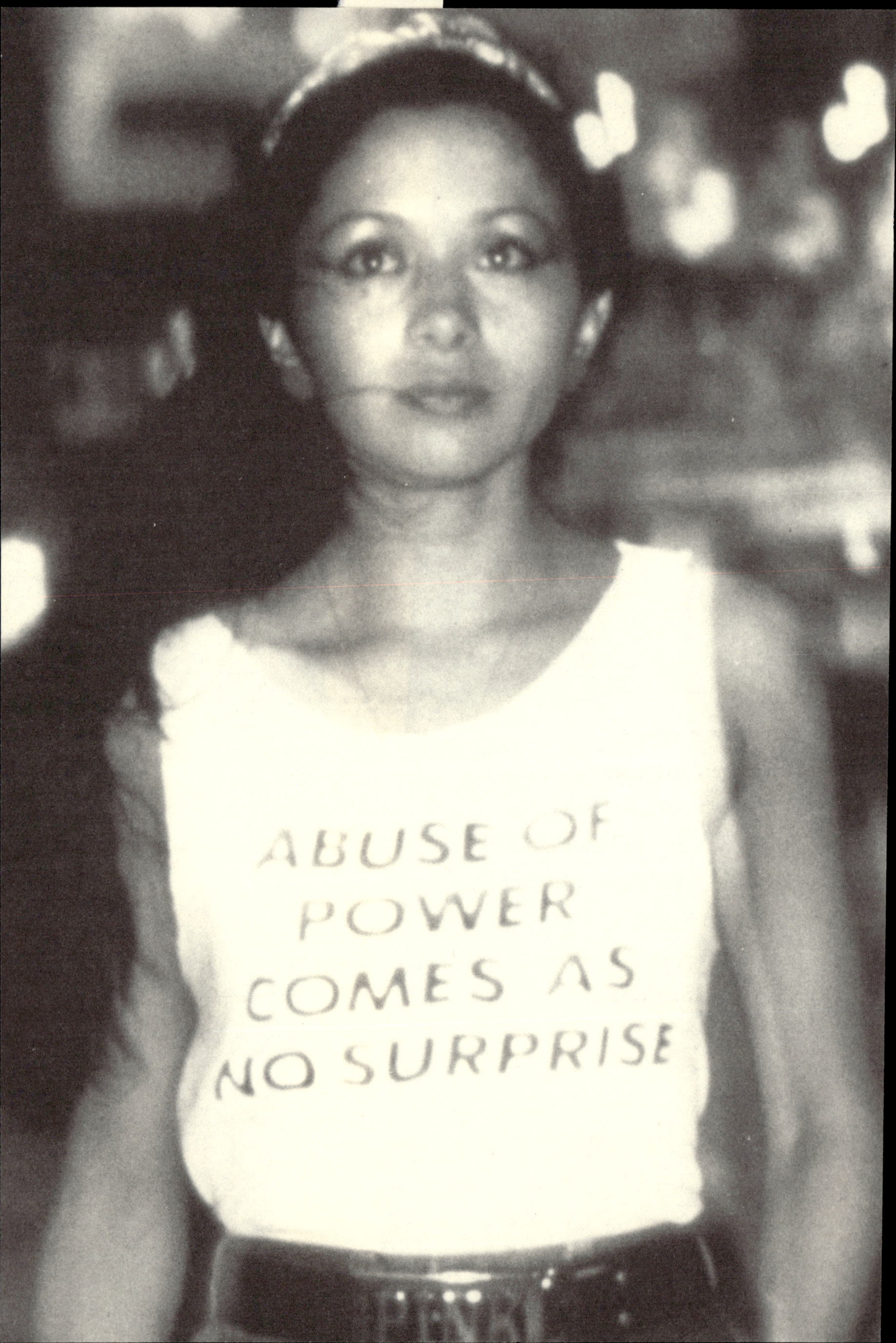
ABUSE OF
POWER
COMES AS
NO SURPRISE

Einleitung

Wir sind alle als Wahnsinnige geboren,
einige bleiben so.
Jenny Holzer

Über kleine, sparsam auf die Wände angebrachte, elektronische Laufbänder werden ungewöhnliche Botschaften in einen leicht verdunkelten Raum gesendet. Die einzelnen Worte laufen, glitzern, glimmern und flimmern nacheinander und übereinander. In künstlich strahlendem Rot und Grün leuchten sie wie Blitze kurz auf, verschwinden wieder, bleiben aber trotzdem im Raum, den sie durch ihre unsichtbare und doch spürbare Gegenwart in einen magischen Raum verwandeln, in einen Raum, in dem man für eine kurze Zeit innehält und, durch die Worte, oft nur durch einzelne Wortfetzen angeregt, in eigene Gedanken versinkt, aus denen man immer wieder durch neue aufleuchtende Worte herausgerissen wird. Sarkophage aus massivem Stein mit erschütternden Inschriften verstärken die durch das Aufleuchten entstandene sakrale Atmosphäre.

T-Shirt, 1983
Text aus »Truisms«, 1977–79, Modell: Lady Pink

Ihre Inschriften verherrlichen nicht wie üblich die Toten. Sie sind bittere Anklagen der Todgeweihten, die über die Ausweglosigkeit und Hoffnungslosigkeit der heutigen Welt berichten, in der vielleicht einzig der Selbstmord eine Rettung sein kann. Sie sind eine mahnende Warnung an uns Lebende, deren eindringliche Wirkung durch die Schwere der Sarkophage und durch das ständige Aufscheinen und Verschwinden der elektronischen Leuchtschriften fast bis zur Unerträglichkeit gesteigert wird. Hier gibt es kein Entrinnen.
Das war eine der bisher beeindruckendsten Installationen von Jenny Holzer, die sie 1989 in den New Yorker Räumen der Dia Art Foundation verwirklichen konnte und in der sie Sätze aus ihrer Textserie »Laments« auf die Deckel der Sarkophage anbrachte. Gleichzeitig war es eine der ersten Arbeiten dieser Künstlerin, die das Wort in eine ganzheitliche Installation einbezog. Bis dahin verließ sich Jenny Holzer auf die alleinige Wirkung des Wortes. Denn vor allem um die Vermittlung von Inhalten ging es ihr in ihrer Kunst. Daher gab sie auch die von ihr geliebte abstrakte Malerei auf. Ihre Kunst sollte engagierte Inhalte vermitteln und dadurch zum Handeln anregen.
Jenny Holzer wurde 1950 in Gallipolis, Ohio, geboren. Sie studierte an mehreren Universitäten unter anderem Philosophie und Anthropologie, bis sie sich endgültig für die Kunst entschied. 1974 ging sie an die »Rhode Island School of Design« in Providence. 1977 erhielt sie ein Stipendium des Whitney Museum of American Art und siedelte nach New York um. Und in dieser Zeit begann sie einzelne Sätze aufzuschreiben, die ihr zunächst helfen sollten, sich in dieser großen Stadt zurechtzufinden. Es waren kurze Sprüche wie: »Humanismus ist veraltet«, »Angst lähmt am meisten«, »Erfolg fordert Opfer«, die bewußt alle nur möglichen Meinungen wiedergaben und zum Nachdenken provozieren sollten. Sie nannte sie »Truismen«. Auf Poster gedruckt brachte Jenny Holzer sie auf die New Yorker Häuserwände. Durch ihre oft in sich widersprüchliche Aussage wirkten diese Sprüche auf die Vorbeigehenden irritierend, sie stifteten Verwirrung.

Den »Truismen« folgte eine weitere Serie, die »Inflammatory Essays«, die zwischen 1979 und 1982 entstanden. Es waren politisch orientierte Sätze, in Blöcke von hundert Worten angeordnet, die auf farbigen Postern verbreitet wurden. Während dieser Arbeit an den »Essays« begann Jenny Holzer über andere Formen der Verbreitung ihrer Texte nachzudenken. Sie hoffte die Irritation steigern zu können, indem sie für ihre Texte offizielle Formen der Verbreitung in Anspruch nahm. Sie begann Stein- und Bronzetafeln zu benutzen. Doch je offizieller die Form der Verbreitung wurde, um so persönlicher waren ihre Sätze, wie in der Serie »Living«, die zwischen 1980 und 1982 entstand. »An einigen Tagen wachst du auf und fängst sofort an, dir Sorgen zu machen. Es ist eigentlich nichts Schlimmes passiert, es ist nur eine Ahnung, daß sich heimlich einige Kräfte daranmachen, dir Ärger zu bereiten.«
1982 wurde Jenny Holzer vom Public Art Fund eingeladen, ihre Sätze über die elektronische Tafel des Times Square laufen zu lassen. Sie wählte einige Sprüche aus den »Truismen« und aus der Serie »Survival«, die sie um diese Zeit schrieb. Der Satz »Schütze mich vor dem, was ich will« aus »Survival«, der am Times Square aufleuchtete, ging schon bald auf Postern und elektronischen Tafeln um die Welt. Mit diesem Einsatz der Times Square-Tafel trat jedoch eine neue Phase in die Arbeit dieser Künstlerin ein. Denn das war zum erstenmal, daß sie für die Verbreitung ihrer Sätze, die manchmal wie biblische Sprüche wirken, dieses hochtechnisierte Medium einsetzte. Damit erreichte sie zwischen dem grell leuchtenden, unpersönlichen Reklamemedium und den engagierten Botschaften einen von Spannung getragenen Widerspruch von aufrüttelnder Wirkung. Und dieser spürbare Widerspruch zwischen einer perfekt funktionierenden Technik und ihren Sprüchen, die von Verletzlichkeit und Unzulänglichkeit des heutigen Menschen zeugen, wird ab da in Jenny Holzers Werken zu einem mahnenden Spiegel unserer Gesellschaft, die ihren eigenen Ansprüchen auf Funktionieren nicht gerecht werden kann.

Mit der elektronischen Schrifttafel setzt Jenny Holzer in ihrer Kunst ein Medium ein, das geradezu ein Merkmal unserer heutigen Gesellschaft ist. Einer Gesellschaft, die über technische und elektronische Nachrichtenverbreitung verfügt, welche die Art der Botschaft verändert. Denn mit dem immer dichter und schneller werdenden Netz von Informationen setzt sich allmählich auch eine eigene Logik durch. Die verbreiteten Botschaften sollen schnell und eindeutig dekodierbar sein, um das Funktionieren der Gesellschaft zu erleichtern und dadurch zu steigern. Doch Funktionalität kümmert sich weder um die Wahrheit und schon gar nicht um das Gerechte. Daher breitet sich in unserer »informierten Gesellschaft« immer mehr ein Wissen aus, dem die Fähigkeit zum eigenen Urteilen über das, was wahr und gerecht ist, nach und nach verlorengeht. Hier nun setzt Jenny Holzer mit ihren flimmernden Botschaften ein. Sie durchbrechen durch ihre überraschenden Aussagen die gewohnte Art der Informationsverbreitung, indem sie zur Stellungnahme provozieren und so an unser verkümmertes Urteilsvermögen appellieren.

Daher erreichen auch Jenny Holzers eigensinnige Botschaften erst außerhalb von offiziellen Ausstellungsräumen ihre volle Wirkung. Eigentlich zieht es die Künstlerin vor, ihre Sätze einem völlig unvorbereiteten und ahnungslosen Publikum direkt auf der Straße zu vermitteln, sei es in Form von aufgeklebten Plakaten, beschrifteten Marmortafeln, bedruckten T-Shirts oder elektronischen Leuchtbändern, die sie an exponierten Orten wie den Einkaufsstraßen, den Flugplätzen oder im vergnügten Las Vegas anbringt. Hiermit stiftet sie eine allgemeine Verwirrung, die den blinden Glauben an die Autorität institutionalisierter Informationen untergräbt und so unser abgestumpftes, gleichgültiges Verhalten ihnen gegenüber in ein kritisches verwandelt.

Und elektronische Schrifttafeln waren auch 1986 ein Teil der ersten räumlichen Installation von Jenny Holzer in der New Yorker Galerie Barbara Gladstone, der sie eine Reihe von Bänken aus Granit mit Inschriften aus ihrer Serie »Under a Rock« entgegenstellte. Das Thema der Inschriften war der Tod, der dann ihre weitere Textserie »Laments« fast obsessiv beherrschte. Und Tod war es, um den es Jenny Holzer in ihrer Installation während der Kasseler Documenta 1987 ging. Hier brachte sie die »Laments« auf Sarkophage aus Stein an. In einer erweiterten Form zeigte sie dann ein Jahr später diese Installation in der schon oben beschriebenen Ausstellung der Dia Art Foundation. Beide Installationen lebten aus einem Widerspruch zwischen dem Einsatz einer auf Fortschritt ausgerichteten Technologie und den archaisch wirkenden Sarkophagen aus massivem Stein. Sie bildeten eine sakrale Atmosphäre von bedrohlicher Wirkung, in der man erschütternde Texte lesen konnte: »Ich will nicht human sein. Der Verstand führt alles aus, was er nur denken kann. Der Körper macht, was ihm möglich ist. Meine Zunge macht sich zum Mörder, wenn sie nicht kontrolliert wird. Es gibt keine Möglichkeit, mordgierige Menschen zu beherrschen.«

Jenny Holzers Texte zeichnen sich durch eine Besessenheit aus, mit der sie solche Themen wie die Angst, die Schuld, den Sex, die Gewalt und den Tod behandelt. Ihre Sprüche sind vom Wahn getragen, und trotzdem sind sie nicht wahnsinnig. Denn sie vermitteln, eingebunden in die Installationen, ein Gefühl, eher eine Ahnung von etwas, was man früher als das Erhabene bezeichnete. In die europäische Ästhetik am Ende des 17. Jahrhunderts durch Boileaus Übersetzung des Longinus eingeführt, und von Burke weiter ausgearbeitet, stellt sich das Erhabene in der Kunst dem Tod und dem Nichts entgegen. So haben es auch die amerikanischen abstrakten Maler verstanden, die Jenny Holzer am Anfang ihrer künstlerischen Laufbahn bewunderte und denen sie bis heute einiges zu verdanken hat. Was sie ihnen verdankt, ist gerade der künstlerische Umgang mit dem Gefühl des Erhabenen.

Das erhabene Gefühl entsteht aus der Verdrängung eines drohenden Schmerzes. Diese Bedrohung, die im Leben jedes einzelnen ständig lauert und den Lebenswillen angreift, nannte Burke Schrecken. Dunkelheit, Einsamkeit, Angst und der drohende Tod sind schreck-

lich in dem, was sie ankündigen: daß nichts mehr da sein wird. Das Erhabene ist, wie es Jean-François Lyotard in seinem Essay über Barnett Newman treffend formulierte, »daß mitten in diesem drohenden Nahen des Nichts doch etwas geschieht, etwas stattfindet, das ankündigt, daß nicht alles zu Ende ist. Ein einfaches hier, die kleinste Begebenheit ist das, was stattfindet.«
Jenny Holzers Installationen erschüttern, befremden, faszinieren, stoßen ab und ziehen einen doch wieder an. Ihre Sprüche bleiben für lange in unserem Gedächtnis haften. Sie haben nachhaltige Wirkung, sie kommen immer wieder zurück. Sie sind erbarmungslos, direkt, schonungslos, sie erzeugen Angst. So war es auch 1990 in Jenny Holzers bisher größter Installation während der Biennale in Venedig. Sie verwandelte den amerikanischen Pavillon in einen Warteraum, der zu einer Metapher des Lebens wurde, in dem das Warten, begleitet von ständiger Angst vor dem Kommenden, einer der Grundzüge menschlicher Existenz ist. Aber »Wer keine Angst hat, ist verrückt«, sagt uns einer der Sprüche von Jenny Holzer. Denn erst wer Angst hat, ist bereit, zu handeln und sich dem drohenden Nichts zu stellen.

Noemi Smolik

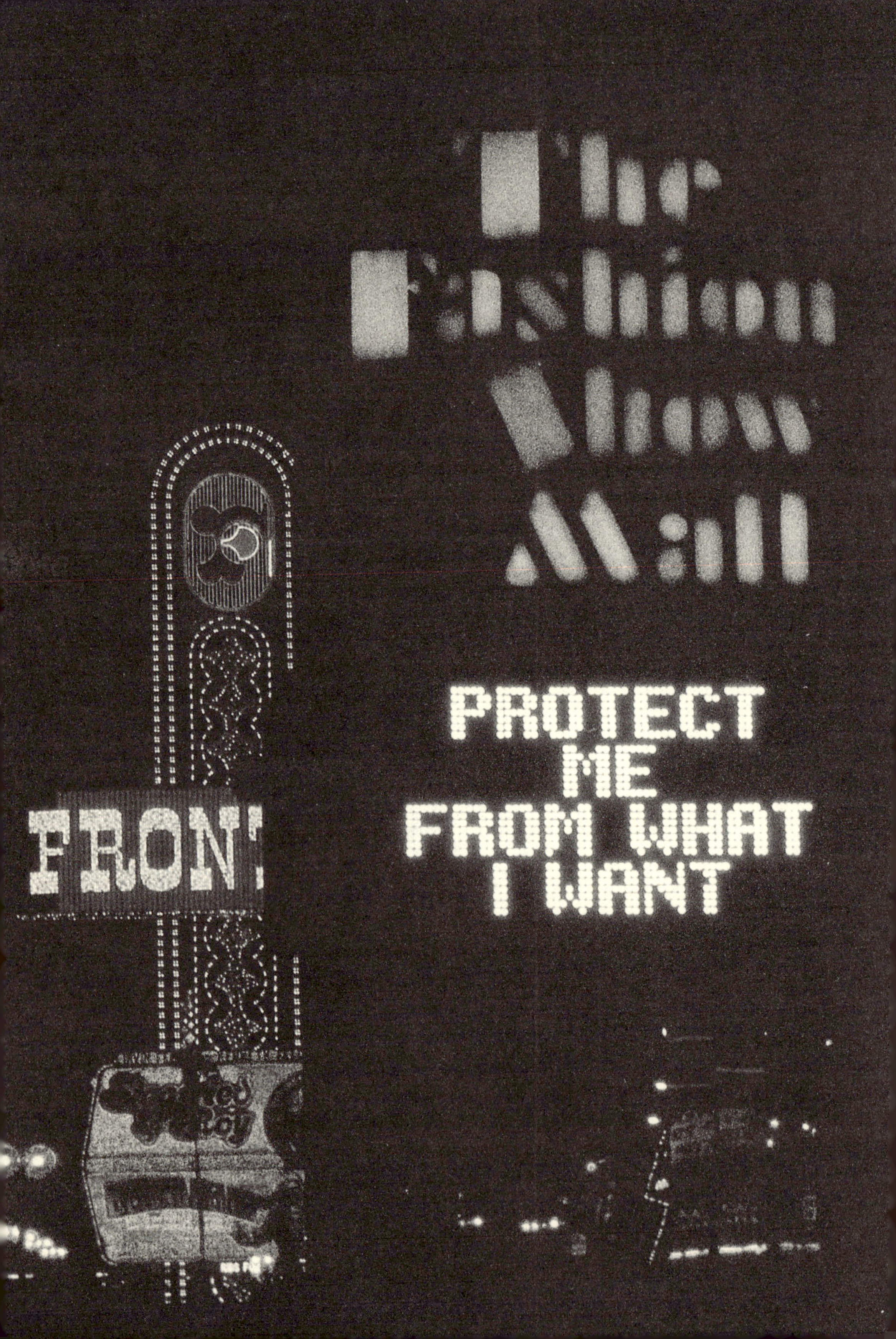
The Fashion Show Mall
PROTECT ME FROM WHAT I WANT
FRON

I. Prolog

Noemi Smolik: Ich möchte das Gespräch mit deinem Satz: »Schütz mich vor dem, was ich will« beginnen, der auf Plakaten und Reklametafeln um die Welt ging, und ich möchte dich fragen, wovor willst du geschützt werden?

Jenny Holzer: Ich habe diesen Satz vor allem für andere Leute geschrieben, nicht zuletzt auch deswegen, um dieser Frage selbst aus dem Wege zu gehen, obwohl – und das muß ich zugeben – ich meine Sätze auch an mir selbst und an anderen Leuten teste, bevor ich sie in die Welt setze. Auf Anhieb habe ich auf diese Frage keine Antwort. Ich muß erst darüber nachdenken, was ich will und wovor ich geschützt werden will. *Ungleichgewicht*, wenn etwas außer Kontrolle gerät, das ist, glaube ich, die größte Gefahr, wovor ich geschützt werden will. Extreme. Ich denke, am meisten habe ich Angst davor, im Krieg in die Luft zu fliegen, oder daß Leute um mich herum an AIDS sterben. Ja, vor *Ungleichgewicht* habe ich am meisten Angst, weil es von außen kommt. Und ich bin realistisch genug, um zu wissen, daß ich auf das, was von außen kommt, nur reagieren kann, ohne es wirklich verhindern zu können.

aus: »The Survival Series«
Caesar's Palace, Las Vegas, Nevada 1986

N.S.: Deine Antwort überrascht mich. Als ich selbst über deinen Satz nachgedacht habe, ist mir nicht die Gefahr von außen in den Sinn gekommen, sondern jene Wünsche und Gefahren, die aus meinem eigenen Inneren kommen. Ich dachte sofort an Wünsche, die beim Versuch, sie zu verwirklichen, für mich gefährlich sein könnten. Du sprichst aber von Gefahren, die von außen kommen.

J.H.: Das ist meine Art, damit umzugehen. Aber du hast recht, der Satz wurde geschrieben, um Leute dazu zu bringen, darüber nachzudenken, welche Wünsche sie vermeiden sollten.

N.S.: Du sagst, wie in einem Gebet, »Schütze mich vor dem, was ich will«. Von wem willst du eigentlich geschützt werden?

J.H.: Gut, obwohl ich es so sage, glaube ich trotzdem, daß, wenn Sachen in unserem Leben richtig gemacht werden sollen, sie von uns selbst gemacht werden müssen. Es ist immer das beste, bei sich selbst anzufangen.

N.S.: Vielleicht ist es auch der einzige Weg...

J.H.: Nicht der einzige Weg, aber es ist der Ort, an dem man anfangen sollte. Ich verstehe es aber nicht als eine allgemeine Verordnung, weil man sich sowieso gegen das, was von außen kommt, nicht schützen kann. Aber man sollte sich schon bemühen, selbst etwas dagegen zu tun.

N.S.: Ist es nicht zunehmend ein Problem unserer Gesellschaft, daß man zwar oft die Freiheit hat, zu handeln und sich zu schützen, daß man aber diese Freiheit nur selten nutzt? Warum? Sind wir so ängstlich?

J.H.: Ja, wir sind ängstlich, und das ist ein großer Fehler. Wir sind ängstlich, aber wenn wir nicht handeln, dann tragen wir nur zu einer Situation bei, die uns noch mehr verängstigt, weil es Leute gibt und immer geben wird, die keine Hemmungen haben zu handeln, und die dann alles kontrollieren werden, weil wir ganz einfach Ängste haben. Und dann sind wir alle in Schwierigkeiten.

N.S.: Schon deshalb sollte sich jeder vor solchen Leuten schützen, sonst werden diese aktiven Leute ohne Hemmungen uns überrollen, und die haben nicht immer die besten Absichten.

J.H.: Ja, und die schämen sich nicht einmal für diese Absichten und für das, was sie wollen. Daher sind sie so gefährlich. Es ist schon erstaunlich, wieviel Zeit solche Leute damit verbringen, andere einzuschüchtern.

N.S.: Aber wir wollen damit nicht sagen, daß aktive Leute immer nur schlechte Absichten haben.

J.H.: Nein, bestimmt nicht. Aber einige von den Superaktiven sind wirklich schlechte Menschen. Sie kompensieren nur negative Aggressionen.

N.S.: Mit der Frage nach deinem Satz »Schütz mich vor dem, was ich will« wollte ich das Gespräch eröffnen und habe gehofft, mehr über dich selbst zu erfahren. Du hast aber mehr über die anderen gesprochen. Das enttäuscht mich.

J.H.: Ja, ich kenne diese Enttäuschung von denjenigen, die mich ausfragen, weil ich grundsätzlich kaum über mich selbst rede. Es ist typisch für mich, über andere zu sprechen und nicht über mich selbst. So gesehen, ist es genau die richtige Art der Eröffnung unseres Gesprächs. Sie ist nicht nur richtig, sie macht es auch leichter; jetzt weißt du, woran du bist.

ABUSE OF POWER COMES AS NO SURPRISE
ALIENATION PRODUCES ECCENTRICS OR REVOLUTIONARIES
AN ELITE IS INEVITABLE
ANGER OR HATE CAN BE A USEFUL MOTIVATING FORCE
ANY SURPLUS IS IMMORAL
DISGUST IS THE APPROPRIATE RESPONSE TO MOST SITUATIONS
EVERYONE'S WORK IS EQUALLY IMPORTANT
EXCEPTIONAL PEOPLE DESERVE SPECIAL CONCESSIONS
FAITHFULNESS IS A SOCIAL NOT A BIOLOGICAL LAW
FREEDOM IS A LUXURY NOT A NECESSITY
GOVERNMENT IS A BURDEN ON THE PEOPLE
HUMANISM IS OBSOLETE
HUMOR IS A RELEASE
INHERITANCE MUST BE ABOLISHED
KILLING IS UNAVOIDABLE BUT IS NOTHING TO BE PROUD OF
LABOR IS A LIFE-DESTROYING ACTIVITY
MONEY CREATES TASTE
MORALS ARE FOR LITTLE PEOPLE
MOST PEOPLE ARE NOT FIT TO RULE THEMSELVES
MOSTLY YOU SHOULD MIND YOUR OWN BUSINESS
MUCH WAS DECIDED BEFORE YOU WERE BORN
MURDER HAS ITS SEXUAL SIDE
PAIN CAN BE A VERY POSITIVE THING
PEOPLE ARE NUTS IF THEY THINK THEY CONTROL THEIR LIVES
PEOPLE WHO DON'T WORK WITH THEIR HANDS ARE PARASITE
PEOPLE WON'T BEHAVE IF THEY HAVE NOTHING TO LOSE
PRIVATE PROPERTY CREATED CRIME
ROMANTIC LOVE WAS INVENTED TO MANIPULATE WOMEN
SELFISHNESS IS THE MOST BASIC MOTIVATION
SEX DIFFERENCES ARE HERE TO STAY
STARVATION IS NATURE'S WAY
STUPID PEOPLE SHOULDN'T BREED
TECHNOLOGY WILL MAKE OR BREAK US
THE FAMILY IS LIVING ON BORROWED TIME
THE LAND BELONGS TO NO ONE
TIMIDITY IS LAUGHABLE
TORTURE IS BARBARIC
YOU ARE GUILELESS IN YOUR DREAMS
YOU MUST REMEMBER YOU HAVE FREEDOM OF CHOICE

II. Wege zur Kunst

N.S.: Jetzt möchte ich aber doch über dich sprechen und über deinen Werdegang. Du bist in Ohio geboren. Wie war es, in diesem provinziellen Teil der USA aufzuwachsen?
J.H.: Es ist vielleicht interessant für euch in Deutschland, daß meine Großeltern in einer deutschen Gemeinde in Ohio lebten. Daher hatte für mich Ohio etwas von Deutschland. Sie waren zwar schon in Amerika geboren, aber sie haben immer noch Deutsch gesprochen und waren in deutsche Schulen gegangen.
N.S.: Aber du sprichst kein Deutsch mehr.
J.H.: Nein, ich spreche nur Englisch. Ich bin ein amerikanischer Sprachkrüppel. Aber zurück zu Ohio. Ich bin am Stadtrand in einem typischen amerikanischen Vorort aufgewachsen. Es war eigentlich keine Stadt mehr. Wir waren der Natur sehr nah. Selbstverständlich gab es in dieser Umgebung keine Kunst.
N.S.: Und wie bist du in solch einer kunstlosen Umgebung auf die Idee gekommen, Künstlerin zu werden?
J.H.: Zum erstenmal dachte ich daran, Künstlerin zu werden, als ich

»Truisms«, aus: Jenny Holzer, »Abuse of power comes as no surprise«, »Truisms and Essays«, The press of the Nova Scotia College of Art and Design, Halifax, Canada 1983

ungefähr vier Jahre alt war. Aber dann gab es Jahre dazwischen. Ich glaube, als ich zwanzig geworden bin, begann ich wieder darüber nachzudenken.

N.S.: Erinnerst du dich noch an den Augenblick, in dem du dich für die Kunst entschieden hast? War es vielleicht ein besonderes Ereignis?

J.H.: Ja, ich kam an die Universität und da traf ich glänzend begabte Menschen. Zuerst dachte ich, ich gehöre zu denen, bald mußte ich aber realisieren, daß ich ein wenig zu dumm war, um zum Beispiel ein erstklassiger Anwalt zu werden.

N.S.: Daher hast du dich entschieden, eine erstklassige Künstlerin zu werden?

J.H.: Ich habe nicht gewußt, was es bedeutet, eine erstklassige Künstlerin zu sein. Aber ich habe das Gefühl gehabt, daß ich eine gute Künstlerin werden könnte.

N.S.: Was hast du dir unter »eine gute Künstlerin werden« vorgestellt?

J.H.: Ja, das war das Problem, warum ich mich nicht früher entscheiden konnte, Künstlerin zu werden. Ich hatte keine Ahnung, was das ist. Als ich ein Kind war, wollte ich irgendwie eine Künstlerin werden, dann aber schien es mir eine sehr eigenartige Beschäftigung zu sein. Und ich war ein Mädchen. Der einzige Künstler, den ich als Kind kannte, war Picasso; ein Mann mit vielen Geliebten und im Badeanzug... Das war damals das Bild eines Künstlers, und ich hatte lange Zeit Schwierigkeiten, es mit mir in Verbindung zu bringen. Daher habe ich mich erst relativ spät entscheiden können, Künstlerin zu werden.

N.S.: Deine Entscheidung fiel in den 60er Jahren. Was bedeutete es damals, Künstlerin werden zu wollen?

J.H.: Sich zu dieser Zeit für die Kunst zu entscheiden, bedeutete, eine absolut hoffnungslose Zukunft zu wählen. Was aber damals bei mir für diese Entscheidung ausschlaggebend war, war die Tatsache, daß die Kunst dieser Zeit sich nicht nur für das Spirituelle und Mystische, sondern auch für viele soziale und politische Fragen interessierte. Das hat mich bestärkt, mich der Kunst zu widmen, weil ich mit spirituellen Sachen, aber auch mit realem Leben zu tun haben wollte. Und das war es am Ende, was es mir erlaubte, Künstlerin zu werden.

N.S.: Welchen Weg bist du dann gegangen?

J.H.: Ich habe zuerst Kunst zusammen mit Englisch, Soziologie und Anthropologie, allerdings mit der Absicht studiert, einen akademischen Abschluß zu erreichen. Dann habe ich zur freien Kunst gewechselt. Als ich die Schule beendet hatte, wußte ich irgendwie, ich sollte nach New York gehen, aber ich hatte viel zuviel Angst. Daher bin ich zuerst wie ein Idiot in Europa herumgewandert.

N.S.: Was waren deine wichtigsten Erlebnisse und Eindrücke in Europa?

J.H.: Der Prado in Spanien. Ich habe da viel Zeit verbracht.

N.S.: Hat sich während dieser Zeit in Europa dein Verständnis der Kunst geändert?

J.H.: In Europa habe ich begriffen, daß Kunst eine sehr ernsthafte Sache sein muß, weil es doch da diese großen Museen wie den Prado und den Louvre gab. Bis dahin war für mich, die ich aus dem Mittleren Westen der USA komme, die Kunst nicht unbedingt ein Teil der Kultur. Daher war es ermutigend, solche Sammlungen zu sehen. Sie waren für mich ganz einfach unglaublich. In den USA gab es während meiner Kindheit nur wenige Museen. Eigentlich nur in New York und vielleicht noch in Chicago. Auf dem Lande gab es keine Museen.

N.S.: Erinnerst du dich, wann du zum erstenmal ein Museum besucht hast?

J.H.: Als ich neun, zehn oder elf war, bin ich mit meinen Eltern nach New York gefahren. In New York haben wir das Metropolitan Museum besucht. Und ich erinnere mich noch ganz genau, daß im Eingang des Museums ein Bild von Rembrandt ausgestellt war. Dieses Bild war gerade für das Museum gekauft worden, und neben dem

aus: »Truisms«, 1977–79
Boston 1987

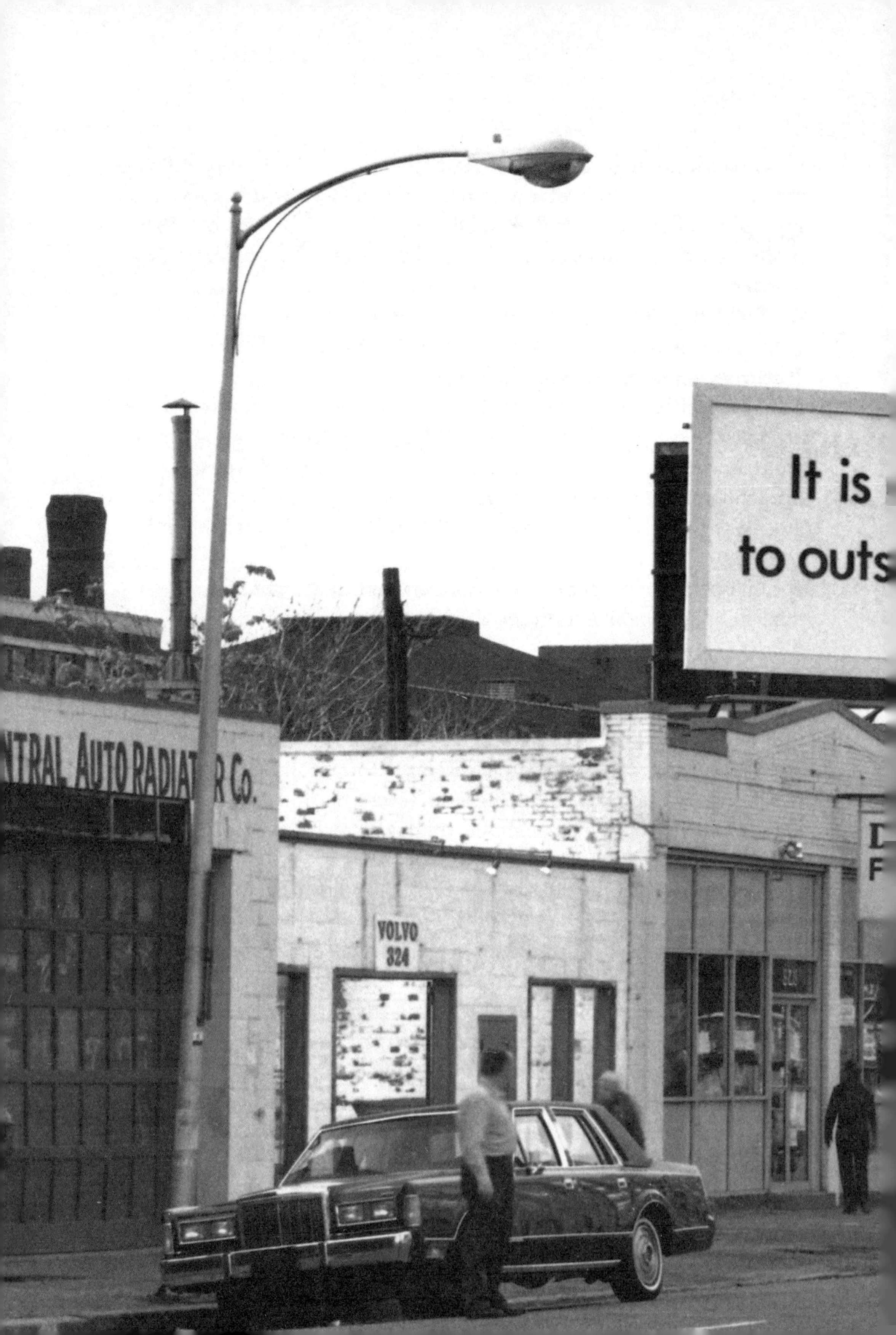
It is
to outs
NTRAL AUTO RADIAT R Co.
VOLVO
324

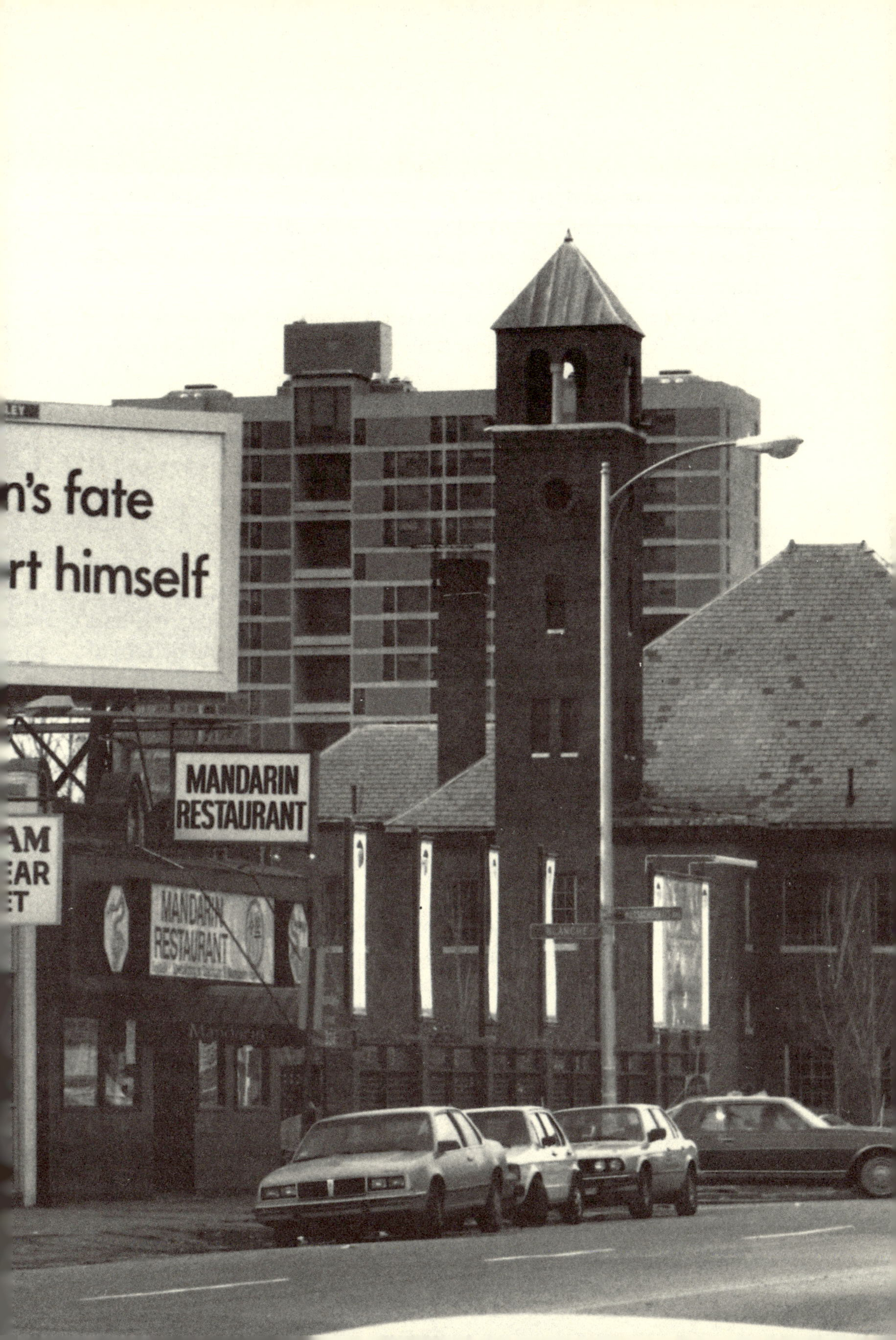
n's fate
rt himself
MANDARIN
RESTAURANT
AM
EAR
ET
MANDARIN
RESTAURANT

Bild stand auf einem roten Samtband so etwas wie: »Wir haben eine Million Dollar für dieses Bild ausgegeben.« Selbstverständlich hat sich niemand das Bild richtig angesehen, jeder hat nur über den Preis gestaunt. Ich glaube, das war zum erstenmal, daß ich ein Museum besucht und wirkliche Kunst gesehen habe.

N.S.: So etwas konnte man sich bis vor kurzem in Europa gar nicht vorstellen. Kunst hatte hier mit Kultur etwas zu tun, und da ging es nicht um Preise, sondern um geistige Werte. Über Geld zu sprechen, galt daher als verwerflich.

J.H.: Aber nicht im Metropolitan Museum. Der Preis des Bildes war damals die wichtigste Botschaft.

N.S.: Aber zurück zu deiner Ausbildung. Welche Kunstschulen hast du besucht?

J.H.: Meinen ersten Kunstunterricht erhielt ich an der Universität von Chicago. Da waren einige gute Lehrer, die mir Zeichnen beigebracht haben. Dann ging ich an die Universität von Ohio, die eine gute Kunstabteilung hatte, und dann an die Rhode Island School of Design in Providence, die eine sehr schlechte Kunstabteilung hatte. Die Lehrer da haben mich gehaßt, und ich habe sie gehaßt. Die einzigen, die ich mochte, waren die Leute von der Videoabteilung und einige Bildhauer. Aber die Maler an dieser Schule waren furchtbar.

N.S.: Und gerade während dieser Zeit an der Rhode Island School of Design hast du abstrakte Bilder gemalt. War es ein Versuch, an die amerikanische Tradition der abstrakten Malerei anzuknüpfen?

J.H.: Ich dachte damals, abstrakte Kunst sei wunderbar.

N.S.: Warum hast du dann aufgehört, abstrakte Bilder zu malen?

J.H.: Ich habe aus einem ganz einfachen Grund aufgehört. Ich war nicht gut genug. Und das war furchtbar für mich. Ich liebte die abstrakte Malerei so sehr, daß ich völlig verstört war, als ich feststellen mußte, ich bin nicht gut genug. Ich liebte einige Bilder von Rothko, die so perfekt sind, daß man wirklich keine Chance hat, gegen sie anzukommen. Dann habe ich mir auch nicht so viel Zeit genommen. Ich war in Eile, ich wollte unbedingt etwas machen. Der andere

Grund, warum ich aufgehört habe, abstrakte Bilder zu malen, war, daß ich mit Inhalten arbeiten wollte, die nicht nur abstrakt oder formal sind. So bin ich auf die Sprache gekommen.

N.S.: Du konntest doch auch Bilder mit Inhalten malen.

J.H.: Ja, aber ich wollte kein Edward Hopper und auch keine Künstlerin sein, die im Stile eines sozialistischen Realismus malt. Das war für mich kein Weg. Wenn ich kein Rothko sein konnte, dann wollte ich auch keine Malerin sein.

N.S.: Du hast dich also entschieden, in deiner Kunst Worte zu benutzen. Heißt es, daß du Bildern mißtraust?

J.H.: Nein, gar nicht. Aber ich habe einen Weg gesucht, um Inhalte zu vermitteln, und bin eher zufällig zum Wort gekommen. Aus diesem Grunde habe ich dann auch die Sprache gewählt, um Leuten Inhalte mitteilen zu können.

N.S.: Welche Inhalte haben dich am Anfang interessiert?

J.H.: Es hat sich schon während der ersten Serie, den »Truismen«, gezeigt, daß ich an allem interessiert war. Die »Truismen« haben alle nur möglichen Inhalte. Sie waren eigentlich die Grundlage für alle meine weiteren Arbeiten. Aber trotzdem haben sich schon bald einige Inhalte wie Krieg, Sex, Tod, Machtmißbrauch und manchmal auch Freude, gemischt mit Sex und Tod, als wichtig herauskristallisiert. Nur Sex und Tod, das wäre ja langweilig.

N.S.: Deine erste Serie waren die »Truismen«. Wann hast du mit dieser Serie angefangen?

J.H.: Die ersten Sätze für die »Truismen« schrieb ich, nachdem ich nach New York gekommen war. Ich war am Whitney Museum, wo ich an einem speziellen Programm für junge Künstler teilnahm. Ich war gerade von der Rhode Island School of Design gefeuert worden, und da war ich sehr glücklich, daß ich diese Möglichkeit hatte. Daher waren die »Truismen« zunächst ein Versuch, mit der Stadt New York zurecht zu kommen. Sie waren eigentlich noch eine Art Schularbeit, da ich noch im Studium war.

N.S.: Welche Lehrer gab es zu deiner Zeit an der Whitney Schule?

J.H.: Ron Clark leitete das Programm. Und dann kamen einige Künstler als Gastlehrer: Vito Acconci und Dan Graham waren da...
N.S.: Das war Ende der 70er Jahre. Wie war damals die Kunstszene in New York? Welche Künstler, welche Galeristen, welche Kritiker galten damals als bedeutend?
J.H.: Ich kannte eben keine bedeutenden Künstler. Den einzigen Kontakt zu berühmten Künstlern hatte ich als Kellnerin im Springstreet-Restaurant, wo ich ab und zu arbeitete. Ich erinnere mich, ich habe Helen Frankenthaler und Roy Lichtenstein bedient. Brice Marden, einem damals wirklich bedeutenden Künstler, habe ich einen Hamburger servieren dürfen und auch John Chamberlain, einem weiteren wichtigen Künstler der damaligen Zeit. Das waren die wichtigen Leute der Kunstwelt, die ich auf diese Weise kennengelernt habe.
N.S.: Was waren damals die Themen in New York? Worüber habt ihr diskutiert? Wogegen habt ihr protestiert?
J.H.: Es war damals eine komische Zeit. Die Kunstwelt war gerade in mehrere Gruppen zerfallen, so daß wir eigentlich nichts und niemanden hatten, wogegen wir uns auflehnen konnten. Es gab wirklich nichts, wogegen wir sein konnten. Die Concept- und Minimal-Art war gerade zusammengebrochen, die abstrakte Malerei war im Verschwinden... Eigentlich haben meine Freunde und ich kaum die offizielle Kunstszene beachtet. Worum es uns eher ging, war, einen positiven Weg zu gehen und nicht eine Reaktion gegen etwas an den Tag zu legen. Wir haben nach Kunst gesucht, die über das Geschehen in der Gesellschaft, manchmal auch in der Politik sprechen würde. Diese Kunst wollten wir dann in nicht gerade kunsttypischen Räumen zeigen. Das war das Vorhaben einer Gruppe, mit der ich gearbeitet habe. Es war eine inoffizielle Gruppe, genannt »Collaborativ Project«, von etwa dreißig Leuten, die versuchte, Kunst mit speziellen politischen und sozialen Inhalten zu machen und sie an ungewöhnlichen Orten, wie zum Beispiel in einem Massagesalon in der South Bronx, zu zeigen.

N.S.: Wer gehörte neben dir noch zu dieser Gruppe?
J.H.: Der Bildhauer Tom Otternes, dann John Ahearn, der damals Köpfe von Leuten aus der South Bronx machte, Robert Winter und auch Kiki Smith…

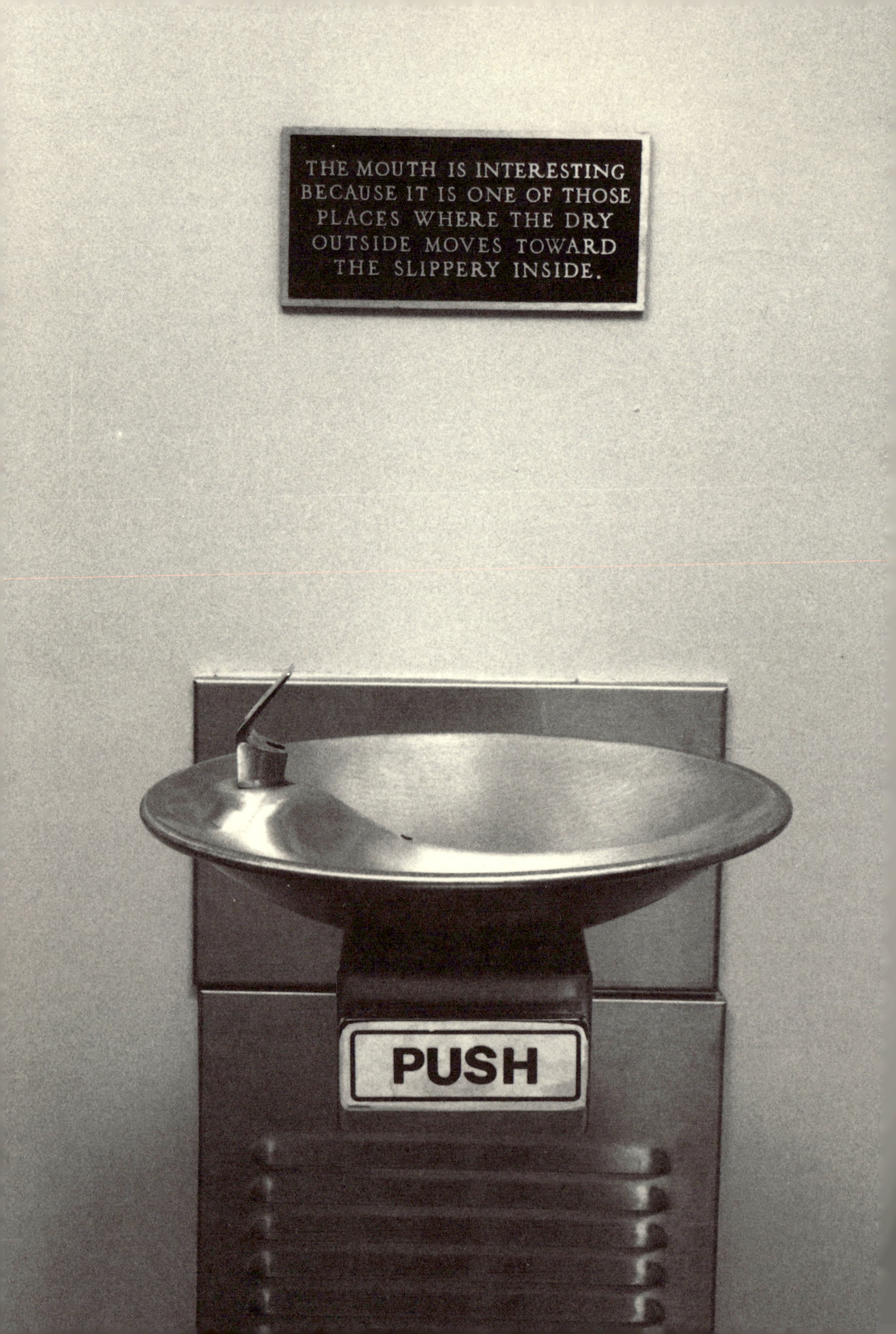
THE MOUTH IS INTERESTING
BECAUSE IT IS ONE OF THOSE
PLACES WHERE THE DRY
OUTSIDE MOVES TOWARD
THE SLIPPERY INSIDE.
PUSH

III. Die ersten Stimmen

N.S.: In dieser Zeit der Zusammenarbeit mit der Gruppe »Collaborativ Project« hast du begonnen, deine »Truismen« als Plakate zu drucken und an New Yorker Wände anzubringen. Weißt du noch, an welcher Stelle der Stadt du dein erstes Plakat angebracht hast?
J.H.: Es war Downtown, wo ich gelebt habe. Ich bin ganz einfach nachts aus meinem Haus gegangen und habe das Plakat an der nächsten Ecke angeklebt. Das war – ich erinnere mich nicht mehr ganz genau – entweder Great John Street oder Broadway.
N.S.: Du hast die irritierenden, sich widersprechenden, bösen, ironischen, klugen, dummen und ärgerlichen Sätze, die man auf den Plakaten lesen konnte, »Truismen« genannt. Warum?
J.H.: Nachdem ich die ersten Sätze aufgeschrieben hatte, dachte ich darüber nach, was diese Sätze eigentlich sind. Sind es Maximen, Klischees, Vorurteile? Am Ende erschien mir die Bezeichnung »Truismen« am besten geeignet zu sein, weil sie neutral ist. Da habe ich angefangen, sie »Truismen« zu nennen. Aber als ich begonnen habe, sie zu schreiben, hatte ich keine feste Vorstellung im Kopf. Erst als

aus: »The Survival Series«
List Visual Arts Center, MIT, Boston 1987

ich eine bestimmte Zahl von Sätzen hatte, merkte ich plötzlich, ich tue etwas, was vielleicht mehr ist, als nur einzelne Sätze aufzuschreiben. Da begann ich die Sätze nach dem Alphabet zu ordnen, und als ich dann noch mehr Sätze hatte, begann ich auch über die Inhalte nachzudenken, denn ich wollte, daß diese Sätze möglichst viele Inhalte berühren. Die Serie sollte alle Inhalte ansprechen, die ich mir auch nur vorstellen konnte. Auch sollte sie alle nur möglichen Ansichten vertreten. Daher schrieb ich einen Satz aus dem politisch rechten Blickwinkel, einen aus dem linken, dann wieder einen idealistischen Satz, einen sensiblen…

N.S.: Aber war dieses Vorgehen nicht ein wenig riskant? Denn in deinen »Truismen« gibt es solche Sätze wie »Freiheit ist Luxus, nicht Notwendigkeit« oder »Hunger ist die Lösung der Natur«, die nicht gerade die wünschenswertesten Standpunkte vertreten, und die daher mißverstanden werden und, sagen wir, für eine positive Wahrheit gehalten werden können. Schon der Titel »Truismen« kann dieses Mißverständnis hervorrufen.

J.H.: Ja, aber genau aus diesem Grunde habe ich auch den Titel »Truismen« gewählt. Wenn die Sätze überzeugend wirken sollen, müssen sie so sein und so klingen, als ob sie von jemandem, der wirklich an sie glaubt, gesagt worden wären. Sie müssen so wirken, als ob sie eine tiefe Wahrheit wären. Das heißt nicht, daß sie wahr sind, in dem Sinne, daß sie die Wahrheit für mich sind. Aber sie müssen vermitteln können, daß sie wahr sind, da sie von verschiedenen Individuen geglaubt werden können. Du mußt dir vorstellen können, daß es Leute gibt, die so denken.

N.S.: Also deine Sätze sind als verschiedene Stimmen gedacht, die zu einem gewaltigen Chor werden. Kann man diese Stimmen vielleicht mit der uralten Vorstellung von dumpfen, geheimnisvollen, ungewöhnlichen Stimmen, etwa mit der Vorstellung von einer Gottesstimme, die uns provozieren, prüfen, verführen, aber auch Rat geben will, in Verbindung bringen? Ich erinnere mich, daß, als ich einmal deine Texte gelesen habe, ich mich plötzlich dem Eindruck nicht entziehen konnte, solche Stimmen auch wirklich zu hören.

J.H.: Ja, zwar nicht als Stimmen Gottes, aber als Stimmen, die man um sich hört. So habe ich sie auch aufgeschrieben. Ich habe sie nicht geschrieben, weil ich wahnsinnig bin und Stimmen höre – das wäre auch möglich –, sondern weil ich versucht habe, unterschiedliches Denken verschiedener Menschen zu fassen. Das zu fassen, was sie für wahr halten, und es aus dem lauten Chor der Stimmen herauszuhören. Als ich es dann aufschrieb, wurde ich sozusagen mit jedem Satz zu dieser oder jener Person. Daher gewinnt man beim Lesen meiner Texte auch den Eindruck, als ob dreihundert Menschen auf einmal sprechen würden.

N.S.: Eigentlich machen deine »Truismen« uns bewußt, daß wir immer mehr zu einer Art Begegnungsstätte von allen nur möglichen Meinungen, Ansichten und Gedanken werden, ohne daß wir selbst eindeutig sagen können, welche Meinungen, Ansichten und Gedanken eigentlich noch die unseren sind.

J.H.: Um dieses Durcheinander von Meinungen in uns selbst zu zeigen, und gleichzeitig um sich selbst Klarheit über diese Meinungen zu verschaffen, habe ich auch damit begonnen, die verschiedenen Meinungen und Ansichten aufzuschreiben. Als ich damit begann, war ich gerade nach New York gekommen und mußte für mich selbst herausfinden, wer ich denn eigentlich bin. Und als ich dann dabei war, fiel mir ein, ich könnte diesen Prozeß der Findung auch anderen Menschen zugänglich machen. Ich dachte, es könnte hilfreich sein, wenn sie durch denselben Prozeß gehen wie ich. Darüber hinaus war es auch noch mein Anliegen, mit diesen Sätzen ein wahrhaftiges Bild unserer Gesellschaft abzugeben und nicht nur zu zeigen, diese Person ist so und die andere wieder so. Es ging mir darum, alle nur möglichen Meinungen gleichzeitig und nebeneinander aufzuführen, die es in der Gesellschaft gibt. Ich wollte bewußt nicht nur die rechten oder die linken oder welche Meinungen auch immer festhalten. Es kam mir ehrlicher vor, alle Meinungen zu zeigen, und vor allem, daß alle diese Meinungen für sich selbst den Anspruch haben können, die Wahrheit zu sein.

N.S.: Ja, auch die häßlichen Sätze, wie »Krieg ist ein Ritual der Reinigung« oder »Wechsel ist wertvoll, wenn die Unterdrückten Tyrannen werden«, kommen bei dir vor. Normalerweise werden solche Sätze in der Öffentlichkeit kaum ausgesprochen, weil sie wie Tabus behandelt werden. Du bist jedoch mit solchen Sätzen bewußt an die Öffentlichkeit gegangen, weil du über solche Sätze eine Kommunikation herstellen wolltest. Ist es auch zu einer Kommunikation gekommen?

J.H.: Ja, ich wollte, daß die Sätze für sich selbst sprechen. Ich persönlich wollte nicht unbedingt eine Kommunikation führen. Deswegen sind sie auch an den Wänden anonym erschienen, weil es mir schon wichtig war, daß Leute sich mit den Ideen beschäftigen und nicht mit mir. Ich wollte bewußt nicht, daß die Sätze etwas mit mir zu tun haben. Erstens dachte ich, deren Wirkung wird gesteigert, wenn man nicht weiß, wer – ob eine Person oder eine ganze Gruppe – und warum so etwas sagt. Zweitens wollte ich mit meinen Sätzen die Menschen davon abbringen, nur darüber nachzudenken, worüber sie schon immer nachgedacht haben. Ich wollte, daß sie über die Inhalte meiner Sätze nachdenken und einen Standpunkt dazu einnehmen. Das war mir sehr wichtig, denn ich hoffte, daß dieser Vorgang sie zu Taten motivieren würde.

N.S.: Wie hat man auf deine Sätze reagiert? Hast du einige Reaktionen verfolgen können?

J.H.: Es war nicht einfach, den Reaktionen nachzugehen, weil die Plakate mit den Sätzen anonym verteilt worden waren. Aber einige Leser haben direkt Kommentare auf die Plakate geschrieben. Manchmal habe ich selbst einige Menschen beim Lesen der Sätze beobachtet.

N.S.: Erinnerst du dich an irgendeine ungewöhnliche Reaktion?

J.H.: Ich erinnere mich, daß auf einem Plakat einige der ersten Sätze unterstrichen waren, die die Person, die sie las, gut fand. Ungefähr in der Mitte des Plakats verlor jedoch diese Person die Geduld, strich alles durch und schrieb groß über die ganze Fläche des Plakats: »Viel zuviel Scheiße«.

N.S.: Den »Truismen« folgten dann die »Inflammatory Essays« und »The Living Series«. Wie hast du diese Serien an die Öffentlichkeit gebracht?

J.H.: Die »Essays« habe ich auch auf Plakate geschrieben. Sie waren ein wenig anders als die »Truismen«. Es waren nicht nur einzelne Zeilen, sondern ganze Blöcke von genau hundert Worten und zwanzig Zeilen. Auch waren diesmal die Plakate farbig. Die Inhalte der »Essays« waren härter als die der »Truismen« und unmenschlicher.

N.S.: Waren es diesmal fiktive Geschichten?

J.H.: Es waren wieder Stimmen verschiedener Personen. Besser gesagt, es waren persönliche Äußerungen einer bestimmten Zahl von Individuen, die fast verrückt oder wahnsinnig und auch aggressiv geworden sind. Es war meine »Leck-mich-am-Arsch-Serie«.

N.S.: Entsprach diese Serie auch deiner damaligen Stimmung? Warst du wirklich so aggressiv, wenn nicht gar ein wenig verrückt?

J.H.: Es war eine Mischung von mehreren Stimmungen. Selbstverständlich war ich damals auch oft verärgert. Außerdem war es auch eine Reaktion auf die Kritik meiner »Truismen«. Es wurde mir vorgeworfen, durch die Vielzahl verschiedener Meinungen meine Sätze der Gefahr auszusetzen, sich in deren Inhalten gegenseitig aufzuheben. Ich habe es zwar nicht glauben wollen, aber trotzdem konnte ich mich dem Gefühl nicht entziehen, daß es vielleicht doch ein kritischer Punkt in meiner Arbeit sein könnte. Die nächste Serie wollte ich deswegen richtig eindeutig machen, um von vornherein auszuschließen, daß sich die Inhalte gegenseitig aufheben könnten. Daher waren die einzelnen Meinungen der »Essays« auch richtig angeheizt. Aber selbst zu dieser Zeit wollte ich es nicht ganz aufgeben, wie bei den »Truismen« gleichzeitig verschiedene Meinungen wiederzugeben.

N.S.: Nach den »Essays« kam »The Living Series«. Was mir bei dieser

Underground Station, London 1988/89

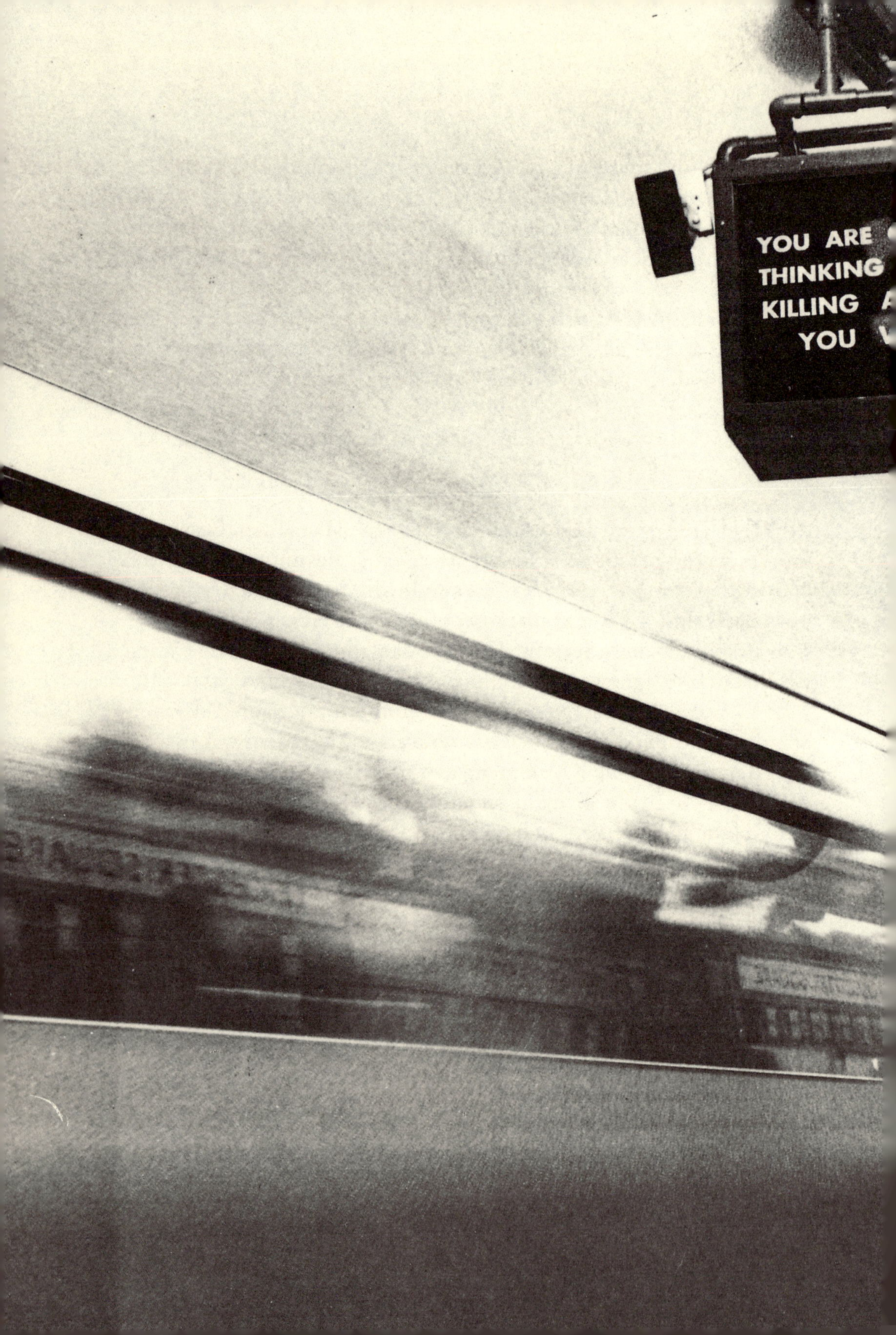
YOU ARE
THINKING
KILLING
YOU

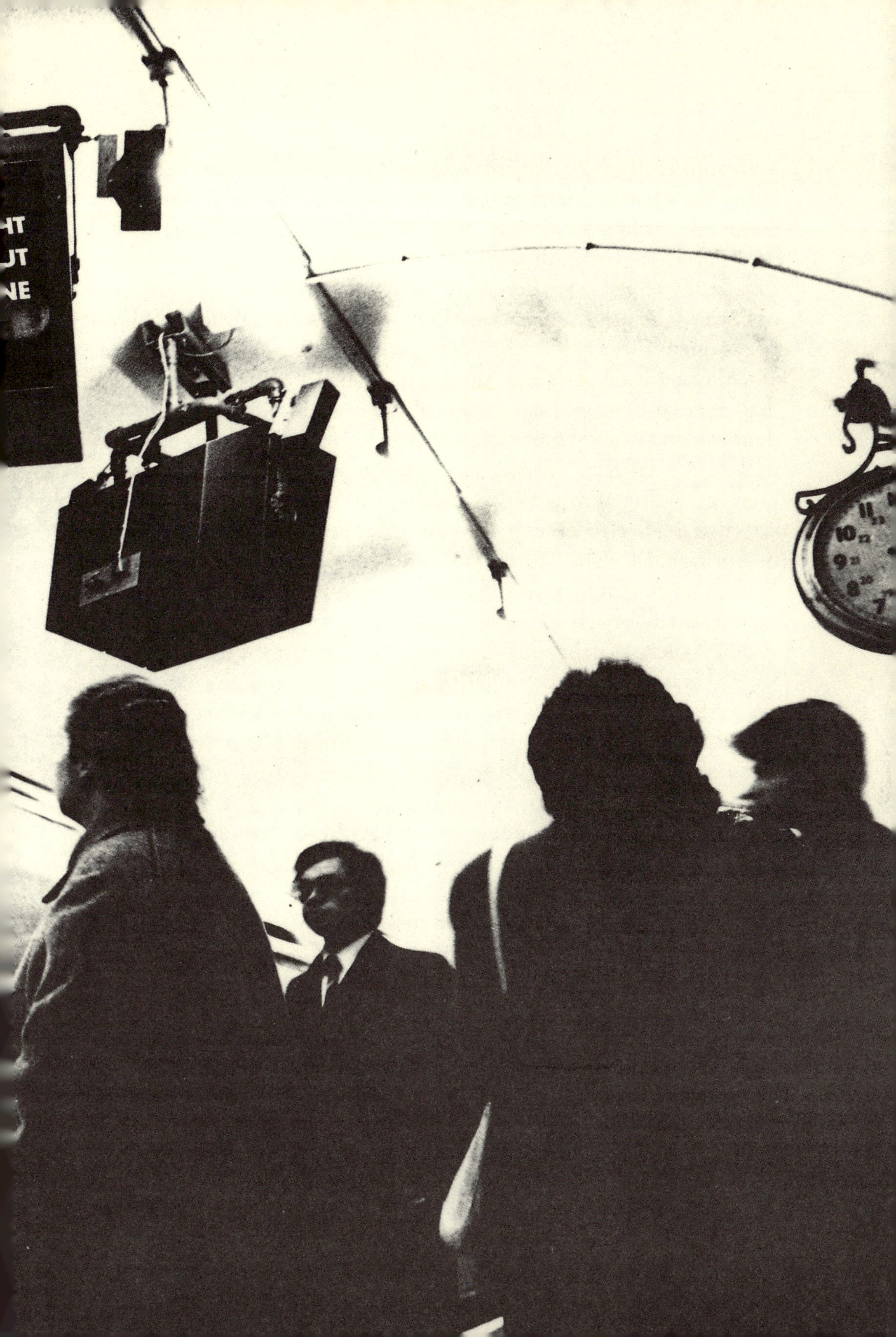

Serie im Vergleich zu den früheren auffällt, sind ihre handfesten Inhalte. Du sprichst hier weniger über abstrakte Themen, dafür aber mehr über solche konkreten Sachen, wie den eigenen Körper und die körperliche Befindlichkeit.

J.H.: Ja, diese Serie war viel mehr physisch orientiert. Die »Essays« basierten auf politischen Ansichten und gesellschaftlichen Manifestationen – es ging mir um ideologische Dinge. »Living« betraf das alltägliche Leben, und das alltägliche Leben beinhaltet eben auch den eigenen Körper. Daher kam plötzlich dem Körper solche Bedeutung zu. Auch glaube ich, daß ich es satt hatte, mich ewig mit ideologischem Kram abzugeben. Davon wollte ich herunterkommen, ich wollte zum wirklichen, handfesten Leben gelangen.

N.S.: Mit der Serie »Living« hast du auch neue Wege der Verbreitung beschritten. Bis dahin waren es Plakate, mit denen du an die Öffentlichkeit gegangen bist. Jetzt kamen Bronze- und Steintafeln hinzu.

J.H.: Ja, die habe ich an Stellen angebracht, an denen normalerweise auch solche Tafeln sind. Das heißt, an Eingänge großer Häuser, an historische Orte, aber auch an solche Naturereignisse wie einen Wasserfall. Ich habe solche Tafeln gewählt, weil ich die Untergrundstimmung der Plakate nicht mehr wollte. Meine Absicht war es jetzt, in einer offiziellen, etablierten Form wie der Tafel meine sonderbaren Botschaften zu vermitteln.

N.S.: War es auch der Grund, warum du zu dieser Zeit die sehr offizielle Tafel des Times Square zur Verbreitung deiner – wie du sagst – sonderbaren Botschaften benutzt hast?

J.H.: Ja, genau. Das war 1982. Ich ließ einige Sätze aus den »Truismen« über die Tafel laufen. Später wiederholte ich es noch einmal mit dem Satz »Schütze mich vor dem, was ich will«. Er stammt aus der Serie »Survival«, die ich nach »Living« schrieb. »Survival« war die erste Serie, die ich schon bewußt für die Verbreitung über elektronische Medien geschrieben habe.

N.S.: Wie ist es zu dieser Aktion am Times Square gekommen?

J.H.: Ich wurde zu dieser Aktion vom Public Art Fund eingeladen.

Die Idee stammte eigentlich von Jane Dickson, die auch ein Mitglied unserer Gruppe »Collaborativ Project« war. Sie jobbte bei der Verwaltung der Times Square-Tafel, und eines Tages kam sie mit der Idee, diese Tafel an Künstler zu vermieten. Sie sprach das Public Art Fund an und bat um Unterstützung. So kam es zustande. Der erste, der eingeladen war, war Keith Haring, die zweite sollte ich sein, aber ich konnte nicht. Daher sprang die Graffitigruppe »Crash« ein. Dann kam ich. Und als die Zeichen über die Tafel liefen, war ich begeistert: Oh, wie radikal und perfekt!

N.S.: Ist es nicht ein Widerspruch in sich, wenn du deine oft sehr emotional geladenen Sätze, die manchmal wie uralte Sprüche aus der Bibel wirken, über solche kalten, perfekten Medien der elektronischen Industrie verkündest?

J.H.: Dieser Widerspruch war genau das, was mich an den elektronischen Medien angezogen hat. Ich dachte, mit Hilfe dieser Medien kann ich die Wirkung meiner Sätze steigern, weil es völlig verblüffend wirken muß, wenn sie auf solchen Tafeln erscheinen. Später hat mir jemand erzählt, daß die elektronische Tafel ursprünglich entwickelt worden war, um bestimmte politische Meinungen wirkungsvoller propagieren zu können. Ich fand es lustig, weil ich dann eigentlich mit meinen Sprüchen zurück zu dem ursprünglichen Zweck der Tafel gegangen bin. Es ist schon interessant, daß beim Entstehen der elektronischen Tafel nicht die Reklame, sondern Propaganda die entscheidende Rolle spielte – aber »Meister Propper« ist auch Propaganda.

N.S.: Für die Times Square-Tafel hast du Sätze aus den »Truismen« gewählt. Welche waren es?

J.H.: Es war nicht einfach, aus den dreihundert Sätzen einige auszusuchen. Am Ende habe ich die ausgewählt, die ich persönlich mag, daher habe ich nicht mehr die ursprüngliche Idee der Serie verfolgt, das ganze Universum der Meinungen zu vertreten. Ich wählte: »Machtmißbrauch kann uns nicht überraschen«. Dann einen sehr klaren Satz: »Folter ist barbarisch«. Dann einen dummen Spruch, der aber stimmt: »Aus Liebe zu sterben, mag schön sein, aber es ist auch blöde«. Und dann noch einen Spruch, der speziell für den Times Square galt: »Man sollte handeln, als sei man geschlechtslos«.

N.S.: In einem früheren Interview hast du über die verschiedenen Reaktionen auf deine Sprüche gesprochen, wobei du erwähnt hast, daß viele damals glaubten, da würde eine männliche Stimme sprechen. Wie hast du dich da gefühlt?

J.H.: Ich war mir nicht sicher, aber ich dachte, daß es mehr oder weniger gut sei, weil man in unserer Gesellschaft selbstverständlich dem mehr Achtung schenkt, was von einem Mann kommt. Es ist lustig, ich habe meine Sätze eigentlich nicht bewußt als eine Männerstimme eingesetzt, aber ich habe auch nicht zu erkennen gegeben, daß es eine Frauenstimme ist. Denn ich wollte, daß man mich ernst nimmt und sich mit den Inhalten meiner Sätze auseinandersetzt, auch wenn viele der Inhalte nicht so ganz ernst gemeint waren. Selbstverständlich hatte ich immer wieder Diskussionen mit einigen Feministinnen, die mir vorwarfen, das sei ein Betrug, was ich da treibe, weil ich mich nicht zu erkennen gebe. Meine Antwort auf diese Vorwürfe war schon immer und ist: Alle Belange dieser Welt sind auch die der Frauen. Und selbstverständlich haben auch Frauen die Pflicht und die Verantwortung, über die Macht aller dieser Belange zu sprechen, und es ist nicht immer angebracht, wenn Frauen nur über die Geburt, die Schule, das Kochen und das Backen – und ich weiß nicht, was es da noch an typischen Frauenthemen gibt – sprechen.

N.S.: Viele der Feministinnen vertreten die Meinung, daß es nicht nur typische Frauenthemen gibt, sondern auch, daß es eine Sprache, auch eine Formsprache gibt, die sich von der der Männer unterscheidet, und daß Frauen in der Kunst, aber auch in der Literatur, nach dieser anderen Sprache suchen und sie anwenden sollten. Glaubst du, daß es eine spezifisch weibliche Sprache gibt?

J.H.: Ich glaube nicht, daß es eine spezifische Sprache der Frauen gibt. Aber ich stimme einer Richtung des Feminismus zu, daß man an solchen Sachen wie Geburt und Erziehung, die traditionell als Frauenangelegenheiten gelten, nicht mit dem gleichen Schwung vorbeirennen sollte wie an den allgemeinen Themen. Denn es ist schon wichtig, daß gerade diejenigen, die Kinder haben, auch über Kinder sprechen. Daher meine ich, daß Frauenthemen nicht so behandelt werden sollten wie diejenigen, die für Männerthemen gehalten werden. Aber, ich möchte es noch einmal betonen: Alle Angelegenheiten dieser Welt sind gleichzeitig Männer- und Frauensache.

WENN DU ANFAENGST, SCHMERZ ALS LUSTVOLL ZU EMPFINDEN, WIRD ES SPANNEND. SCHMERZ IST EIN NORMALES ERGEBNIS EINER UNTERGEORDNETEN POSITION. LEIDEN AN SICH IST UNANGENEHM UND UNERWUENSCHT. VIELLEICHT IST ES KLUEGER, SCHMERZ ALS EIN MITTEL DER BEFREIUNG ZU KULTIVIEREN. OB LUST AM SCHMERZ WOHL SUBVERSIV SEIN KOENNTE? WER SCHMERZ NICHT FUERCHTET, KANN NICHT MANIPULIERT WERDEN. WER DURCH LEIDEN ERREGT WIRD, KANN JEDE BEZIEHUNG KONTROLLIEREN. WENN AGONIE KEINE SCHRANKE MEHR IST, IST DER TOD NICHT MEHR BEDROHEND. DIE IMPLIKATIONEN SIND HERRLICH. SCHMERZ UNTERDRUECKT NICHT, SONDERN STAERKT UND IST SEHR ERHABEN. MAN MUSS NUR DIE TRENNUNG VON LUST UND SCHMERZ VERWERFEN.

»Essays«, aus: Jenny Holzer, »Abuse of power comes as no surprise«, The press of the Nova Scotia College of Art and Design, Halifax, Canada 1983

IV. Die Angst und der Tod

N.S.: In allen den Serien, über die wir bisher gesprochen haben, geht es auch um die Angst. Dabei ist mir beim Lesen deiner Texte aufgefallen, daß die englische Sprache nicht nur einen, sondern gleich mehrere Ausdrücke – die du auch alle in deinen Texten verwendest – für die Angst hat. Haben die Amerikaner mehr Angst als andere?
J.H.: Offiziell hat man in Amerika keine Angst zu haben. Offiziell hat man in Amerika keine Emotionen zu haben und schon gar nicht Angst. Amerika ist doch das freie Land der Tapferen. Aber ich kann für mich selbst sagen: Ich habe Angst vor einer ganzen Menge von Sachen.
N.S.: Vor was?
J.H.: Meine ganze Arbeit spricht über die Angst. Persönlich spreche ich nur gelegentlich über die Angst.
N.S.: Angst zu haben, ist nicht gerade ein erfreulicher Zustand, aber er hat auch eine positive Seite. Angst kann zu Taten herausfordern...
J.H.: Ja, daher habe ich auch den Satz geschrieben: »Wer keine Angst hat, ist wahnsinnig«. Wer nichts gegen Angst tut, ist wahnsinnig. Und das heißt: Es ist gut, Angst zu haben.
N.S.: Ist für dich deine Angst auch eine Herausforderung, Kunst zu machen?

J.H.: Sicher! Ich denke, es wäre dumm, Angst zu haben und nichts zu tun. Das wäre ein miserables Leben.
N.S.: Befreit dich dein Tun von deiner Angst?
J.H.: Nein, von Angst kann man sich doch nie ganz befreien. Aber man gewinnt dadurch doch das gute Gefühl, etwas gegen die Angst getan zu haben. Ich sehe keinen Grund, warum ich sie ohne Widerspruch ertragen sollte.
N.S.: In deiner nächsten Textserie, die du nach »Survival« geschrieben hast, in »Under a Rock«, steigert sich die Angst zu einer deutlichen Angst vor dem Tod. Diese Texte über die Angst vor dem Tod ließest du auf die Sitzflächen einfacher Bänke eingravieren. Wie kam die Verbindung ausgerechnet dieser Texte über den Tod mit den Steinbänken zustande?
J.H.: Der Stein tauchte in meiner Arbeit auf, nachdem ich hierher aufs Land gezogen war. Zum erstenmal nach vielen Jahren war ich wieder von natürlichen Materialien umgeben. Vorher lebte ich jahrelang in New York. Als ich diese Steine sah, kam mir die Idee, sie zu benutzen. Auf die Bank bin ich gekommen, weil ich angefangen habe, längere Texte zu schreiben. Daher dachte ich mir, es wäre sinnvoll, wenn man die Möglichkeit hätte, sich hinzusetzen, um in Ruhe diese Texte lesen zu können. Ich hätte auch Stühle nehmen können, aber das kam mir ziemlich dämlich vor. Und dann, mir schwebte schon eine ganze Installation vor.
N.S.: Ich habe damals in der New Yorker Galerie Barbara Gladstone deine Installation »Under a Rock« gesehen, in der du zum erstenmal eine ganze Reihe von Bänken aus Stein benutzt hast. Auf mich wirkte die Installation sehr bedrückend. Es herrschte die Atmosphäre einer Friedhofskapelle.
J.H.: Es war komisch. Nachdem diese Installation fertig war, wurde ich von jedermann gefragt, warum diese Nähe zum Tod. Ich selbst habe während der Arbeit an dieser Installation bewußt über den Tod gar nicht viel nachgedacht, wenigstens was die visuelle Seite der Installation betraf. In den Texten ging es selbstverständlich um den

Tod und den Sex. Erst als ich gefragt wurde, begriff ich, daß es schon von Anfang an, auch wenn nur unbewußt, mein Vorhaben war, eine Installation von solch einer Atmosphäre zu schaffen. Eigentlich war diese Installation ein Versuch, wieder zurück zu Rothko zu gehen. Denn ich wollte ein Werk schaffen – selbstverständlich mit anderen Mitteln als mit denen der Malerei –, das völlig emotional war. Ich entschloß mich daher für die Steinbänke, die im Raum in strenger Ordnung aufgestellt waren. Diese strengen Reihen sollten das repräsentieren, wofür der Verstand steht. Eigentlich sollte die ganze Installation einen Kampf zwischen dem Wunsch nach Sicherheit und Ordnung und zwischen den zerstörerischen, schrecklichen Dingen, die nicht nur während des Zweiten Weltkrieges passiert sind, darstellen. Und als mir das nach und nach klar wurde, dachte ich, vielleicht sollte ich es auch noch durch die Atmosphäre im Raum hervorheben. Daher schaltete ich die Lichter ab. Es gab nur Strahler, die die Texte auf den Bänken beleuchteten, und das auch nur so, daß man sie gerade noch lesen konnte. Dieses Licht war es, das die Assoziation mit einer Kirche oder einer Kapelle hervorrief. Aber ich selbst habe ursprünglich nicht an eine Kirche gedacht. Eigentlich wollte ich gar nicht so dramatisch sein. Mir ging es nur darum, wie ich die Besucher dazu bewegen kann, sich genügend Zeit für meine Texte zu nehmen.

N.S.: Man kann daher sagen, daß es keine bewußte Entscheidung war, eine solche Atmosphäre des Todes zu schaffen.

J.H.: Ja, ich erinnere mich, daß eine der Quellen für die Installation eine Bank war, die ich in einem Garten in Ohio gesehen habe. Mir wurde gesagt, es sei die Bank der Poeten. Sie stand auf einem Abhang über einem Fluß. Und ich dachte, was für eine tolle Idee es ist, an so einer Stelle eine Bank aufzustellen, auf der man sitzen und nachdenken kann. So kam es mit den Bänken. Eine Atmosphäre des Todes mit dieser Installation zu schaffen, hatte ich bewußt nicht vor. Und trotzdem war der Tod in »Under a Rock« vorhanden, sonst hätten die Besucher nicht diese Assoziationen gehabt. Wie schon gesagt,

aus: »Truisms«, 1977–79
Dupont Circle, Washington DC 1986

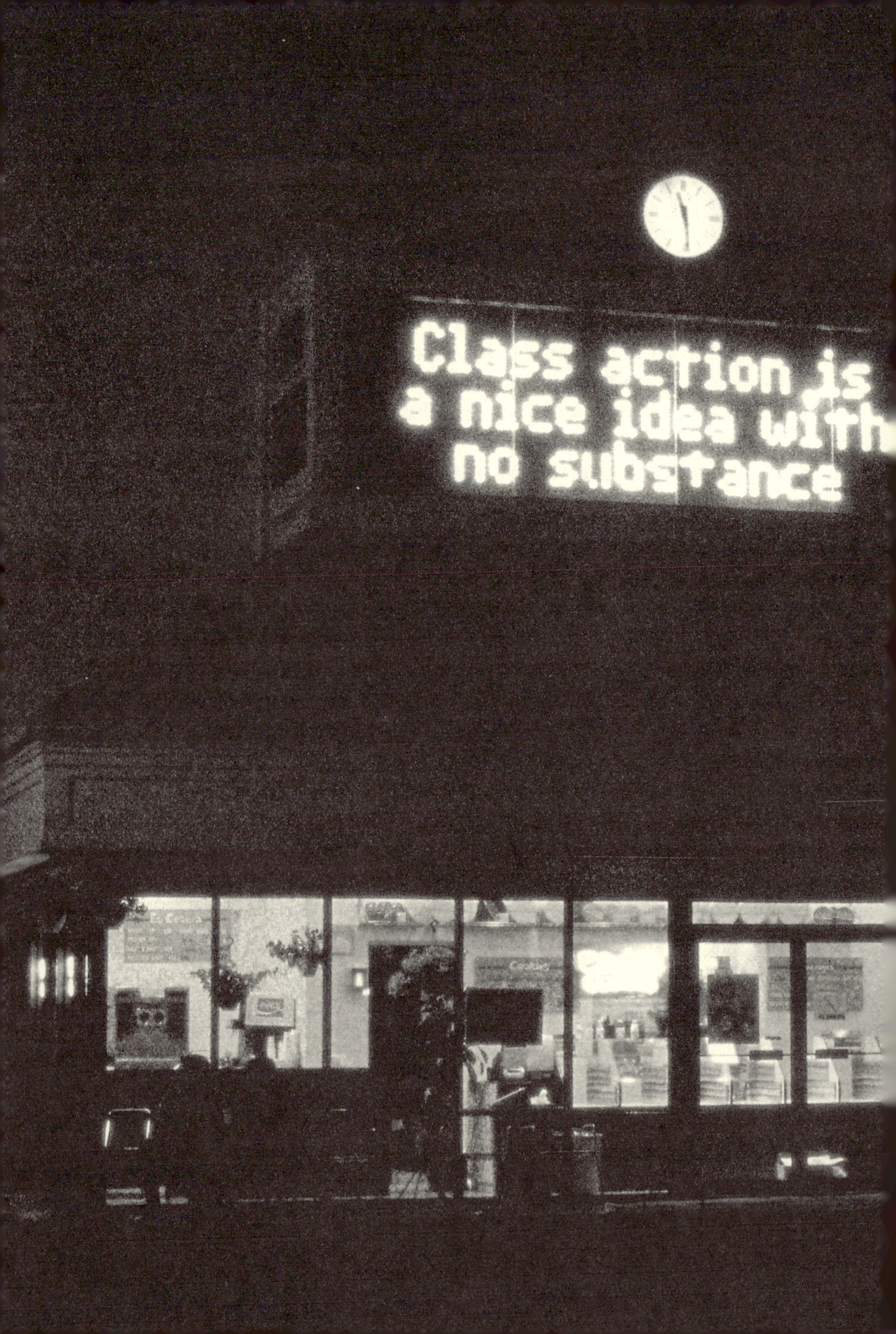
Class action is
a nice idea with
no substance

wahrscheinlich war der Tod von Anfang an in dieser Installation vorhanden, was mir jedoch nicht bewußt war. Manchmal riskiere ich es eben auch, einiges nicht zu wissen.

N.S.: In deiner nächsten Serie, den »Laments«, bist du aber ganz bewußt auf den Tod eingegangen. Die »Laments« bestehen wieder aus Stimmen, diesmal von dreizehn Personen, die nach ihrem Tod eine Art fiktive Abrechnung mit sich selbst und der Welt führen.

J.H.: Als ich diese Serie begann, hatte ich eine nur vage Vorstellung von dem, was es sein könnte. Ich begann mit meinem Thema über den unnötigen Tod durch den Krieg, durch eine falsche Politik oder durch einen Unfall. Dann wurde mir plötzlich die AIDS-Gefahr bewußt und ich begriff, daß man nicht nur wegen des Krieges oder einer schlechten Politik sterben kann. Es war diese AIDS-Gefahr, die mich zum zweitenmal mit dem Tod konfrontierte. Die erste Konfrontation war für mich der Vietnamkrieg, in dem plötzlich Leute meiner Generation starben.

N.S.: Wurdest du während des Vietnamkrieges direkt mit dem Tod konfrontiert? Ist jemand aus deiner Umgebung in Vietnam gestorben?

J.H.: Es ist keiner gestorben, den ich gut kannte, aber jeder um mich herum hatte Angst, daß er einberufen und sterben wird. Auch mein damaliger Freund. Und da wurde uns plötzlich klar, daß man fünfzig, sechzig Jahre früher sterben kann als sonst. Ach, Augenblick – ich muß mich korrigieren. Der Vietnamkrieg war schon meine zweite Erfahrung mit dem Tod. Die überhaupt erste stammt noch aus meiner Kindheit. Ich weiß nicht, wie es in Europa war, aber hier war jeder – oder wenigstens ich war als Kind davon überzeugt, daß ich in einem Atomkrieg sterben werde. Sofort nachdem die Atombombe erfunden worden war, hat jeder hier damit begonnen, Bombenkeller zu bauen. Meine Eltern taten es zwar nicht, aber unsere Nachbarn hatten einen Raum aus Zement im Keller, in dem auch schon ein Vorrat an Suppendosen stand. Man muß sich das vorstellen, diese zehn Suppendosen sollten helfen, einen Atomkrieg zu überleben.

Also das war zum erstenmal, daß ich über den Tod nachdachte. Dann kam der Vietnamkrieg und jetzt die AIDS-Epidemie.

N.S.: Meinst du, daß diese Epidemie das Denken über den Tod in der amerikanischen Gesellschaft verändert hat? Bis dahin hatte man in Amerika doch so getan, als ob man ewig jung und unsterblich wäre.

J.H.: Leider denkt immer noch nur eine kleine Gruppe über den Tod nach, weil für viele die Art, wie Leute hier in New York an AIDS sterben, ganz abstrakt bleibt. Man glaubt, das sei nur eine Schwulenkrankheit oder eine Krankheit von Drogenabhängigen. Aber an solchen Orten wie New York, San Francisco oder Los Angeles denkt schon jeder, der nur ein bißchen intelligent ist, darüber nach. Und es ändert sich einiges.

N.S.: Du hast einmal darüber gesprochen, daß du den Stein für deine Bänke auch deswegen benutzt, weil er dich überleben wird. Ist vielleicht eine deiner Motivationen, Kunst zu machen, der Versuch, auf diese Weise den Tod zu überwinden?

J.H.: Es geht mir nicht so sehr um meinen eigenen Tod. Worum es mir vielmehr geht, ist, einen unnötigen Massentod zu verhindern. Es kommt mir immer so unglaublich dumm vor, daß sich Leute periodisch daran machen, sich in großen Zahlen gegenseitig umzubringen. Ich stimme dem zu, daß es auf dieser Welt zu viele Menschen gibt, aber ich glaube doch, daß ein Krieg nicht die richtige Lösung ist, die Population zu regulieren. Da muß es einen freundlicheren Weg geben, die Zahl der Menschen zu reduzieren.

N.S.: Ich höre aber eine deiner Stimmen: »Krieg ist ein Ritual der Reinigung«. Ist es eine der bösen Stimmen? Oder ist es vielleicht sogar deine eigene Stimme?

J.H.: Ich hoffe nicht. Aber ich kann es nicht garantieren. Ich kann doch für mein Unbewußtes keine Garantie übernehmen.

N.S.: Was kannst du garantieren? Deine Kunst?

J.H.: Vielleicht, das noch am ehesten. Ja.

DAS ENDE DER U.S.A.

ALL IHR REICHEN SCHEISSER, SEHT DEN ANFANG VOM ENDE KOMMEN UND NEHMT WAS IHR KRIEGEN KOENNT SOLANGE IHR NOCH KOENNT. IHR BILDET EUCH EIN, DASS IHR NOCH EINMAL HEIL DAVONKOMMT, ABER IHR HABT IN EUER EIGENES BETT GESCHISSEN UND IHR WERDET IN EUREM BETT SCHLAFEN. WARUM SOLLEN ALLE UEBRIGEN ZURUECKBLEIBEN UND EURE STINKENDE FEIGHEIT RIECHEN? HIER IST EINE BOTSCHAFT FUER EUCH. WELTRAUM-REISEN SIND UNGEWISS UND ALLE EURE ZUFLUCHTSORTE KOENNEN VON DER LANDKARTE VERSCHWINDEN. IHR HABT KEINEN ANDEREN RAUM. WISSET DASS EURE ZUKUNFT UNSERE ZUKUNFT IST. GEBT UNS NICHT NOCH MEHR GRUENDE, EUCH ZU HASSEN.

»Essays«, aus: Jenny Holzer, »Abuse of power comes as no surprise«, The press of the Nova Scotia College of Art and Design, Halifax, Canada 1983

V. Das Erhabene und die Schuld

N.S.: Du hast schon oft in Zusammenhang mit deiner Arbeit über das Erhabene gesprochen. Was bedeutet für dich das Erhabene und in welchem Zusammenhang steht es zu dem Erhabenen, das deine Vorgänger, die amerikanischen abstrakten Maler, angestrebt haben?
J.H.: Ich meine, daß das Bedürfnis nach dem Erhabenen als eine Möglichkeit der Erfahrung und der Erkenntnis sich in diesem Land auf mehreren Ebenen abspielt. Und das deswegen, weil man hier der Religion eher argwöhnisch gegenübersteht. Einer der Gründe, warum dieses Land ursprünglich gegründet wurde, war doch: Man wollte religiöse Freiheit haben. Daher sieht man die Religion eher als etwas Hemmendes und nicht als einen Weg zur Wahrheit. Eine der Ebenen des Erhabenen war daher in Amerika die Erfahrung der Natur. Bis vor kurzem war die Natur hier auch wirklich erhaben. Heute ist das eher nur eine Erinnerung. Die andere Ebene des Erhabenen, die in Amerika eine Rolle spielte und auf welche die amerikanische Kultur hin orientiert war, kam von der abstrakten Malerei. Man glaubte, das Erhabene durch die abstrakten Bilder erfahren zu können. Für mich selbst war dieser Weg, das Erhabene zu erfahren, der einzige akzeptable Weg, weil auch ich den religiösen Erfah-

rungen skeptisch gegenüberstehe. Auch wenn ich weiß, daß der Mensch, und ich auch, dieses – ich will nicht sagen Bedürfnis – eher diese Neigung nach solch einer Art von religiöser Empfindung hat. Ich selbst finde es gut, wenn ich diese Empfindung über die Kunst erreiche. Über die abstrakte Kunst – nicht über den abstrakten Expressionismus eines Pollock – aber über Rothko und Barnett Newman habe ich solch eine Empfindung erfahren. Diese beiden Maler haben mich während meines Kunststudiums davor bewahrt, mich schuldig dafür zu fühlen, daß ich eine Künstlerin werden wollte. Und dafür war ich ihnen sehr dankbar. Ich selbst habe dann gehofft, mit meiner Kunst dasselbe für andere tun zu können, was diese beiden Maler für mich getan haben.

N.S.: Du sprichst hier einen sehr interessanten Aspekt an, den du schon einmal erwähnt hast, und zwar den Aspekt der Schuld. Über Schuld wird selten gesprochen. Dabei ist das Gefühl der Schuld eines der leidvollsten Gefühle, von dem die heutige amerikanische wie die europäische Gesellschaft geradezu geplagt wird.

J.H.: Ich glaube, Schuld und sich schuldig fühlen ist eine weitere amerikanische Tradition. Es ist seltsam, gewöhnlich habe ich keine Antwort, wenn ich gefragt werde, was eigentlich das typisch Amerikanische ist. Aber aus irgendwelchen Gründen fällt mir heute soviel ein. Und sich schuldig fühlen ist sicherlich typisch amerikanisch. Ein Teil des Schuldgefühls kommt vom Puritanismus. Denn als sich in New England der Puritanismus durchgesetzt hatte, machte man sich mit allem, was man tat, schuldig. Vor allem mit dem, was irgendwie mit Empfindungen zu tun hatte. Und Kunst ist ein Reich der Empfindungen, daher macht die Kunst schuldig. Weiter glaube ich, daß meine Generation sich für Vietnam schuldig fühlt. Jetzt fühlen sich wieder diejenigen schuldig, die die AIDS-Epidemie überleben. Überhaupt, wenn man zurückblickt, existiert in Amerika, wenn nicht gerade Schuld, so doch ein ungutes Gefühl darüber, daß man im Krieg nicht so gelitten hat wie die anderen. Und dann fühlen sich viele der empfindsamen Menschen hier immer noch für die Bombardierung Japans schuldig. Und mehr noch, sie fühlen sich sogar für die Entwicklung der Atombombe schuldig. Ich persönlich fühle mich für fast alles verantwortlich.

N.S.: Du hast in diesem Gespräch schon einmal über deine Schuldgefühle gesprochen, die aus der Beschäftigung mit der Kunst entstanden sind. War das vielleicht der Grund, warum du dich als Künstlerin sozialen und politischen Themen zugewandt hast, um dich durch ein eindeutiges Engagement dieser Schuldgefühle zu entledigen? Du hast dich zum Beispiel während der Präsidentenwahl im Jahre 1985 mit einer Aktion in der South Bronx sozusagen direkt in die Wahlen eingemischt.

J.H.: Ich würde nicht sagen »mich direkt eingemischt«. Es war mehr eine Art angewandter Kunst.

N.S.: Aber du hast eine klare Position eingenommen.

J.H.: Ja, aber wie ich schon früher gesagt habe, meine Absicht ist es nicht, mit meiner Kunst eine eindeutige politische Position einzunehmen. Daher ging es mir auch diesmal mehr um das Thema als darum, eine klare Position einzunehmen. Die Aktion war bisher das einzige angewandte Projekt in dem Sinne, daß ich Kunst mit realer Politik und mit dem, was ich mir unter einer utopischen Politik vorstelle, zusammengebracht habe. Wir stellten eine riesige elektronische Tafel auf einen Lastwagen, die das zeigte, was wir zum Thema Präsidentenwahl aufgenommen hatten. Dabei ging es mir nicht darum, ob man für den oder den stimmt. Es ging um die Themen, die während der Präsidentenwahl aktuell waren. Das ist in den USA die einzige Zeit, während der die Amerikaner über Politik sprechen. Aber nicht nur über Politik, auch darüber, was theoretisch hinter der Politik steht, wie frei wir sind, wer was entscheidet... Solche Überlegungen wurden direkt aufgenommen und gezeigt. Wir hatten zwei Personen, die mit Mikrophon durch die Massen liefen und jedem auf der Straße die Möglichkeit gaben zu sagen, was sie von der Wahl erwarten, wie sie sich fühlen, worauf sie hoffen. Und es war interessant, die Leute wußten exakt, was sie wollen, was sie erwarten, was sie für die Zukunft hoffen. Selbstverständlich stand der Gedanke dahinter, jedem auf der Straße die Möglichkeit zu geben, selbst wie ein Kandidat der Wahl oder wie ein Rockstar auf einer riesigen Leinwand zu erscheinen.

N.S.: Was ist mit den Aufnahmen anschließend passiert?

J.H.: Sie sind im Archiv. Seit kurzem hole ich sie heraus, wenn ich einen Vortrag halte, um sie als eine Art Zeit-Kapsel zu verwenden. Es ist immer wieder überraschend zu hören, was einige der Leute, die für Reagan waren, damals gesagt haben. Alle diese Hoffnungen der Rechten, daß, wenn sie an die Macht kommen, alles besser werde, die Ökonomie besser werde, Amerika wieder ein starkes Land sein werde. Es ist lustig und gleichzeitig auch traurig, heute diese Hoffnungen zu hören.

N.S.: Planst du, etwas mit diesem Material zu machen?

J.H.: Zuerst will ich es als ein gutes oder vielleicht auch schlechtes Zeitdokument behalten. Vielleicht kann ich es für einige öffentliche Projekte benutzen. Ich habe auch mit Spots für das normale Fernsehprogramm angefangen – ich bin gerade dabei herauszufinden, wie solche Spots während einer normalen Werbesendung funktionieren könnten – und dafür könnte ich diese Aufzeichnungen auch verwenden. Die Spots sollen nichts erklären, nichts entschuldigen, sie sollen nur etwas sagen und dann wieder verschwinden. Aber wir haben über das Schuldgefühl gesprochen. Mein Schuldgefühl kommt daher, daß ich etwas mache, was allgemein als nutzlos betrachtet wird. Die amerikanische Gesellschaft ist – oder sie war, ich weiß nicht, welchen Zeitbegriff ich benutzen soll – eine sehr pragmatische Gesellschaft. Tust du keine praktische Arbeit, dann verhungerst du oder frierst dich zu Tode. Es war immer Druck da. Ich selbst bin so erzogen, daß ich etwas Nützliches tun soll. Es war gar nicht vorgesehen, daß ich auf die Idee kommen könnte, Kunst zu machen. Und dann ist Kunst auch eine Klassenangelegenheit. Kunst wird in den USA nicht nur als nutzlos betrachtet, sondern traditionell auch als eine Sache einer anderen Klasse, der du nicht angehörst.

Und das erschwert es vielen amerikanischen Künstlern, mit gutem Gewissen ein Künstler zu sein.

N.S.: Dieses Problem der Schuld ist vielleicht in den USA aktueller als in Europa, wo die Kunst immer noch an eine längere Kunsttradition angebunden ist. Im Mittelalter war in Europa die Kunst ein Teil der Religion und daher auch gesellschaftlich nützlich. In der Neuzeit schrieb die Aufklärung der Kunst eine gesellschaftliche Rolle zu. Sie war ein Teil eines utopischen Entwurfes der Gesellschaft, innerhalb dessen der Kunst eine erzieherische und befreiende Aufgabe zukam. Und dieses Verständnis der Kunst überlebte in Europa praktisch bis in die Moderne hinein. Daher war es den Künstlern der Moderne möglich, ohne Schuldgefühle zu arbeiten, da sie glaubten, mit ihrer Kunst die ihnen zugesprochene Aufgabe zu erfüllen.

J.H.: Ja, die Kunst der Moderne kämpfte für eine vollständige Freiheit, oder anders gesagt, sie versuchte, der Welt eine Bühne der vollständigen Freiheit zu erschaffen.

N.S.: Ja, aber diese Auffassung der Kunst, die der modernen Utopie entsprach, bricht heute doch überall zusammen. Daher wird die Frage immer brennender, aus welchen Beweggründen man heute ein Künstler oder eine Künstlerin wird, und was kann man überhaupt noch mit der Kunst bewirken? Aus welchen Gründen bist du eigentlich trotz deiner Schuldgefühle eine Künstlerin geworden?

J.H.: Meine wahren Beweggründe sind immer noch der Utopie sehr nah.

N.S.: Glaubst du immer noch an die moderne Utopie?

J.H.: Meine Auffassung der Utopie ist eher eine reaktionäre, da ich meinen Utopismus dadurch definiere, was er nicht ist. Meine Utopie ist kein Programm, wie du dich zu verhalten hast. Es ist eher eine Beschreibung dessen, was nicht passieren darf. Ich denke, man soll dem Menschen nicht sagen, was er zu tun habe, sondern was er zu lassen habe, wenn er nicht will, daß unaussprechliche Dinge passieren.

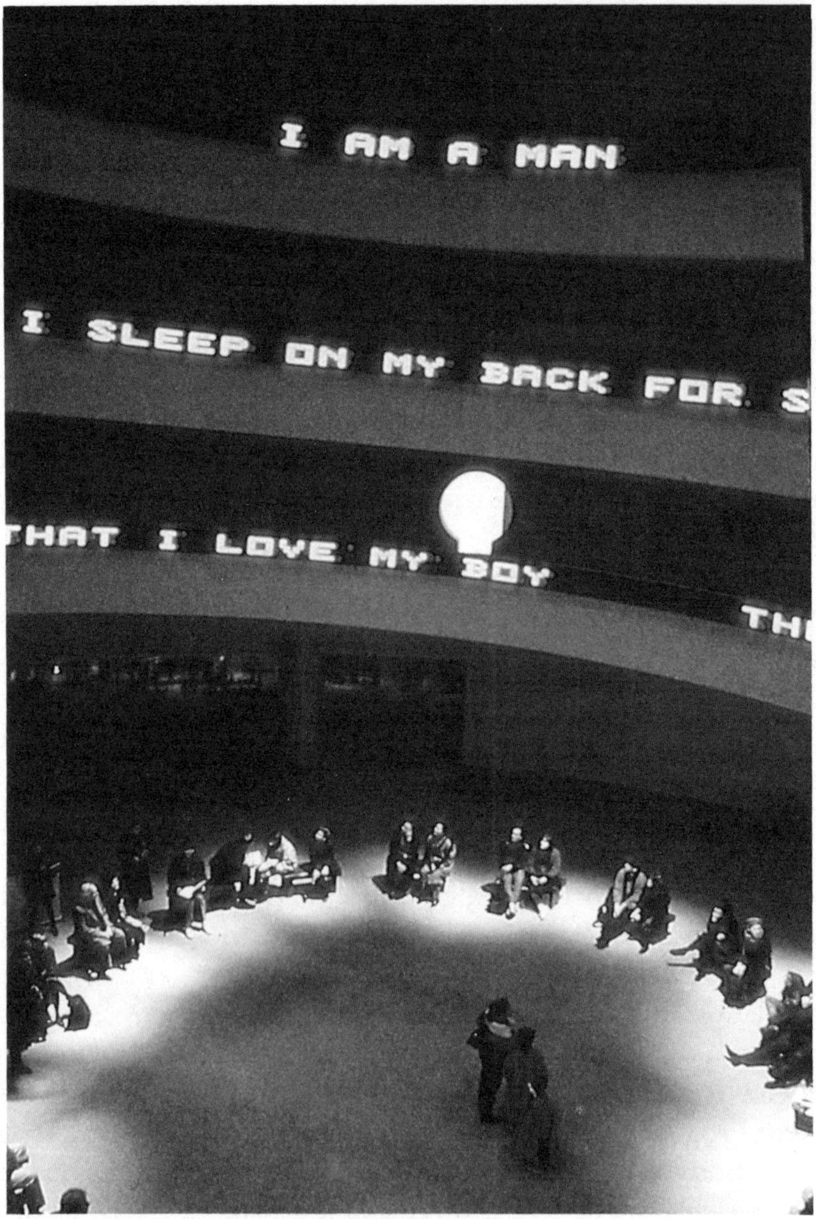

Installation Solomon Guggenheim Museum
New York 1989/90

VI. Obsession, Religion, Hi-Tech

N.S.: Du hast am Anfang dieses Gespräches über deine Angst vor einem Ungleichgewicht gesprochen. Dabei sind die Inhalte deiner Texte oft so obsessiv, daß man das Gefühl hat, an die Grenze des Wahnsinns zu stoßen. Sind deine Texte vielleicht ein Weg, auf dem du deine obsessiven Neigungen auslebst, um so zu einem Gleichgewicht zu finden?
J.H.: Ich selbst kann nicht genau sagen, ob meine Texte nur an die Grenze des Wahnsinns gehen, oder ob sie bereits die Grenze überschritten haben, da ich über mich selbst keine Kontrolle mehr habe und vielleicht schon wahnsinnig bin, es aber selbst nicht weiß. Was ich aber genau weiß, ist, daß wenn du beunruhigende, zwingende, aufrüttelnde Aussagen machen willst, du extrem sein mußt. Und extrem sein, bedeutet immer auch Wahnsinn.
N.S.: Und genau das interessiert mich, dein Hang zum Wahnsinn in deiner Kunst…
J.H.: Ja, wenn wir meine Arbeit jetzt auf den Utopiegedanken beziehen, so dient – so hoffe ich wenigstens – ein großer Teil meines Wer-

kes dem, was man als »Gutes« bezeichnen könnte. Oder wenn ich es anders sage, es verhindert das Böse. Aber wenn ich ganz ehrlich bin, ist meine Arbeit auch eine Art Neugier auf alles, was in dieser Welt passiert, und das beinhaltet auch das Schreckliche, Ekelhafte, Aggressive, Amoralische, Pornographische und auch das Wahnsinnige. Für mein Denken bedeutet das, daß ich mich auf alle diese Dinge einlassen muß.

N.S.: Hast du keine Angst, dich in solchen geistigen Abenteuern zu verlieren und einmal vielleicht wirklich wahnsinnig zu werden?

J.H.: Es ist vielleicht für meinen Geist gefährlicher, wenn ich es nicht tue.

N.S.: Du meinst, daß das, was verdrängt wird, auch wenn es sich dabei um gräßliche, grausame, sexuelle und sadistische Sachen handelt, zur Gefahr werden kann?

J.H.: Das ist ein altes Klischee, aber ich fürchte, es ist immer noch wahr. Der alte Freud hatte uns schon etwas zu sagen. Ich habe während meiner Kindheit im Mittleren Westen viele schöne Sachen erlebt, aber was mich am meisten störte, war wirklich schlimm. Und das war, daß fast alles unerklärt blieb. Manchmal ist das zwar gut; wenn ich den Europäern aber bis vier Uhr morgens alles erklären muß, wünsche ich mir, wieder zu Hause im Mittleren Westen zu sein. Das Schlimme aber an dieser Art des Nichtklärens ist, daß man alles herunterschlucken muß. Denn es ist nicht angebracht, ja, es ist sogar unhöflich, über irgend etwas genauer zu sprechen. Und das ist immer gefährlich.

N.S.: Es ist gefährlich, weil gerade das am stärksten Verdrängte zu der gefährlichsten Obsession werden kann. Und dieser Gefahr willst du mit deiner Kunst vorbeugen, indem du selbst in die Welt der Obsessionen vorstößt und uns, das Publikum, mit dieser obsessiven Welt konfrontierst. War diese Konfrontation mit der Obsession vielleicht der Grund, warum du dich darauf eingelassen hast, in Las Vegas deine Sätze anzubringen? Denn ich kenne keinen anderen Ort, an dem offener Obsessionen ausgelebt werden als in Las Vegas.

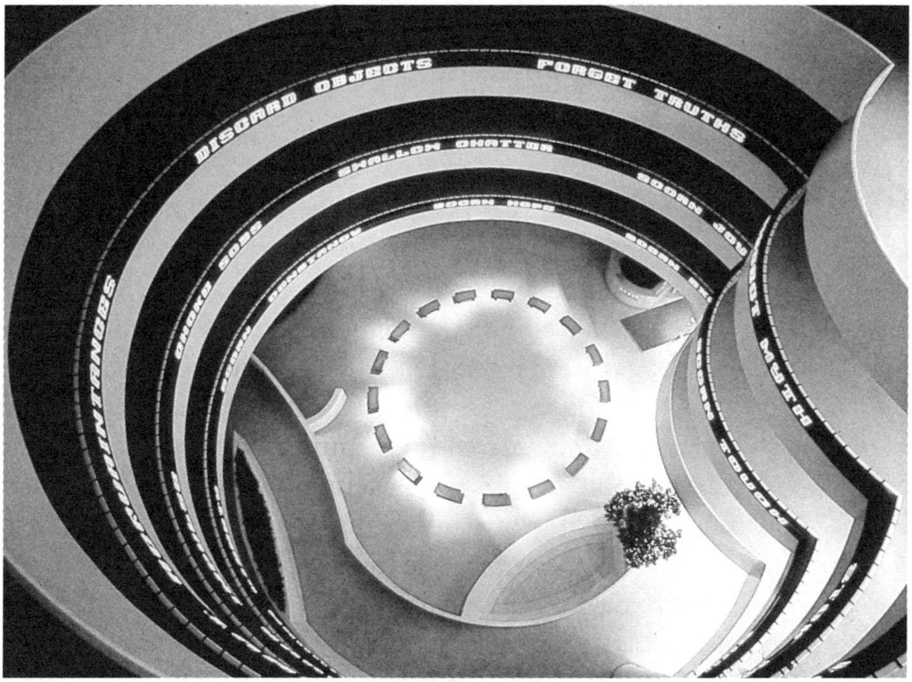

Installation Solomon Guggenheim Museum
New York 1989/90

J.H.: Wahrscheinlich war schon das Extreme dieses Ortes für mich anziehend. Aber meine Arbeit da hatte eher ganz einfache Gründe. Sie hatten alle diese elektronischen Tafeln. Das zog mich an.
N.S.: Du benutzt in deinen Arbeiten die Erfindungen der neuesten Hi-Tech, und trotzdem haben deine Installationen etwas Archaisches. Wie erklärst du dir diese Wirkung?
J.H.: Ich glaube, es sieht altertümlich aus, weil ich in meinen Installationen die Objekte so sorgfältig ordne. Das hat wieder etwas mit dem Tod zu tun – und das nehmen auch die Leute wahr. Immer wenn der Mensch tödlich bedroht ist, fängt er an, Sachen zu ordnen. Er fängt an, alles rituell abzuhandeln, sich in bestimmten Zeitabständen zu wiederholen. In der Guggenheim-Ausstellung habe ich Steine zu Kreisen aufgebaut, die als eine Feuerstätte verstanden werden können. Dann habe ich auch die Särge in eine Reihe aufgestellt. Das macht man bei Massenbegräbnissen. Ist dir schon aufgefallen, daß wenn man Fotos von Katastrophen sieht, man immer die toten Körper in einer Reihe liegend sieht? Dafür gibt es keinen vernünftigen Grund. Es hilft nur, mit dem Unglück irgendwie fertig zu werden. Daher ist die Ordnung der Grund, warum meine Installationen so altertümlich aussehen und gleichzeitig auch rituell und religiös wirken. Und dann kommt dazu noch das Licht. Das Licht und die Dunkelheit sind von enormer mystischer Wirkung. Als ich jung war, wollte ich religiös sein, nur es gab da für mich keine Möglichkeit. Daher ist meine heutige Kunst so etwas wie ein Weg zurück zur Religion.
N.S.: Bist du religiös aufgewachsen?
J.H.: Nicht gerade religiös. Aber ich hatte schon immer eine starke Neigung zu mystischen Dingen, die ich jedoch nicht in der offiziellen Kirche verwirklichen konnte. Wahrscheinlich ist die Kunst der Ort, an dem ich diese Neigungen heute verwirkliche.
N.S.: Aber stehen deine mystischen Neigungen auf der einen Seite und dein Hang zur Obsession auf der anderen nicht im Widerspruch zu deinem Gebrauch von hochtechnisierten, von kalter Vernunft kontrollierten Systemen?

J.H.: Ich glaube, es ist gerade die Verbindung dieser Widersprüche, die meine Kunst ausmacht. Außerdem ist die Technik für mich sowieso mystisch, weil ich nicht weiß, wie sie funktioniert. Wir leben im 20. Jahrhundert und da sollte man diese Technik benutzen. Darüber hinaus fand ich schon immer die Wirkung der elektronischen Medien sehr hypnotisch, ähnlich zum Beispiel dem Kerzenlicht in einer Kirche.

N.S.: Doch du benutzt für deine Botschaften auch so profane Medien wie das Fernsehen.

J.H.: Ich habe nur einige kurze Sätze aus meinen schon vorhandenen Texten für das Fernsehen ausgewählt. Ich habe immer noch vor, etwas Spezielles für das Fernsehen zu tun, aber dazu bin ich bisher nicht gekommen. Ich versuchte diese Sätze im Fernsehen dann so zu präsentieren, daß sie ungewöhnlich aussahen. Die Spots sollten zwar offiziell aussehen – auf keinen Fall durften sie amateurhaft sein – und trotzdem sollten sie ungewöhnlich sein. Ich versuchte daher, bei der Präsentation der Texte besonders erfinderisch zu sein. Sie leuchteten auf, rollten, gingen nach vorne und zurück... Und dann gab es auch Texte, die ganz offiziell aussahen, wie eine Ankündigung der Olympischen Spiele oder eine Reklame.

N.S.: Du hast die offizielle Stimme einer anerkannten Autorität, denn das Fernsehen ist eine solche Autorität, benutzt...

J.H.: Ja, einer Autorität, die, nicht zu vergessen, immer eine männliche Stimme ist. Aber auch dann sollten die Spots ein wenig verrückt sein. Ich glaube, meine waren nicht verrückt genug im Vergleich zu den gewöhnlichen – wenigstens das wurde mir vorgeworfen. Aber trotzdem war es meine Absicht, mit der Stimme einer allgemein akzeptierten Autorität Verwirrung zu stiften.

N.S.: Hast du Verwirrung gestiftet?

J.H.: Ich glaube nicht. Die Stationen verlangten nach wie vor Geld für meine Spots. Und die Zuschauer haben sich eher amüsiert, als während der normalen Sendezeiten zwischen wirklichen Werbespots meine ein wenig sonderbaren Verkündigungen kamen.

N.S.: Wie haben die Stationen reagiert, außer daß sie von dir Geld verlangt haben?
J.H.: Gar nicht. Das ist auch das Gute an den USA. Solange du für die Zeit, die du in Anspruch nimmst, zahlst, kümmert sich keiner darum, was du da sagst. Diese negative Seite des nackten Kapitalismus kann auch positiv sein.
N.S.: Man könnte fast meinen, daß der Kapitalismus eine Garantie der Freiheit sei.
J.H.: Ja, er ist es. Nur, wenn du in den USA obszöne Sachen machst, damit kommst du nicht durch. Wenn du nicht obszön bist, kannst du machen, was du willst.
N.S.: Aber ernsthaft, bist du wegen deiner Botschaften überhaupt je in Schwierigkeiten geraten?
J.H.: Eigentlich nicht. Ist das nicht eigenartig? Nur einmal hatte ich ein Problem. Man hat eine meiner öffentlichen Tafeln entfernt, die sagte: »Es ist nicht gut, auf Kredit zu leben«. Und entfernt wurde die Tafel von einer Bank. Die Bankleute fanden diesen Spruch gar nicht so gut.
N.S.: Ist es nicht typisch für die USA? Keiner stört sich an deinen Botschaften über Freiheit, Liebe, Sex, Tod und Angst. Verbreitest du aber Mißtrauen gegenüber Geldgeschäften, wird man hellhörig.
J.H.: Es ist schon lustig. Es gab Hunderte von Sprüchen und jeder hatte eine Aussage; konservative, links, rechts orientierte... aber die störten nicht. Ich dachte, nicht auf Kredit zu leben könnte einer konservativen Ökonomie entsprechen, aber das tat es eben nicht. Es gab da auch solche Sprüche wie »Mord hat seine sexuelle Seite«. Da könnte man schon meinen, daß es nicht einfach für eine Bank ist. Aber nein, nur dieser Spruch über Kredit rief Mißfallen hervor. Aber das war bereits vor vierzehn Jahren.
N.S.: Hat sich ab da die Situation nicht verschlechtert? Man sagt doch, die USA seien konservativer geworden.
J.H.: Ja, bis vor kurzem war es so. Aber mit der neuen Präsidentschaft

wird es interessant sein, zu beobachten, ob die USA wieder zu einer liberaleren Auffassung zurückkehren.

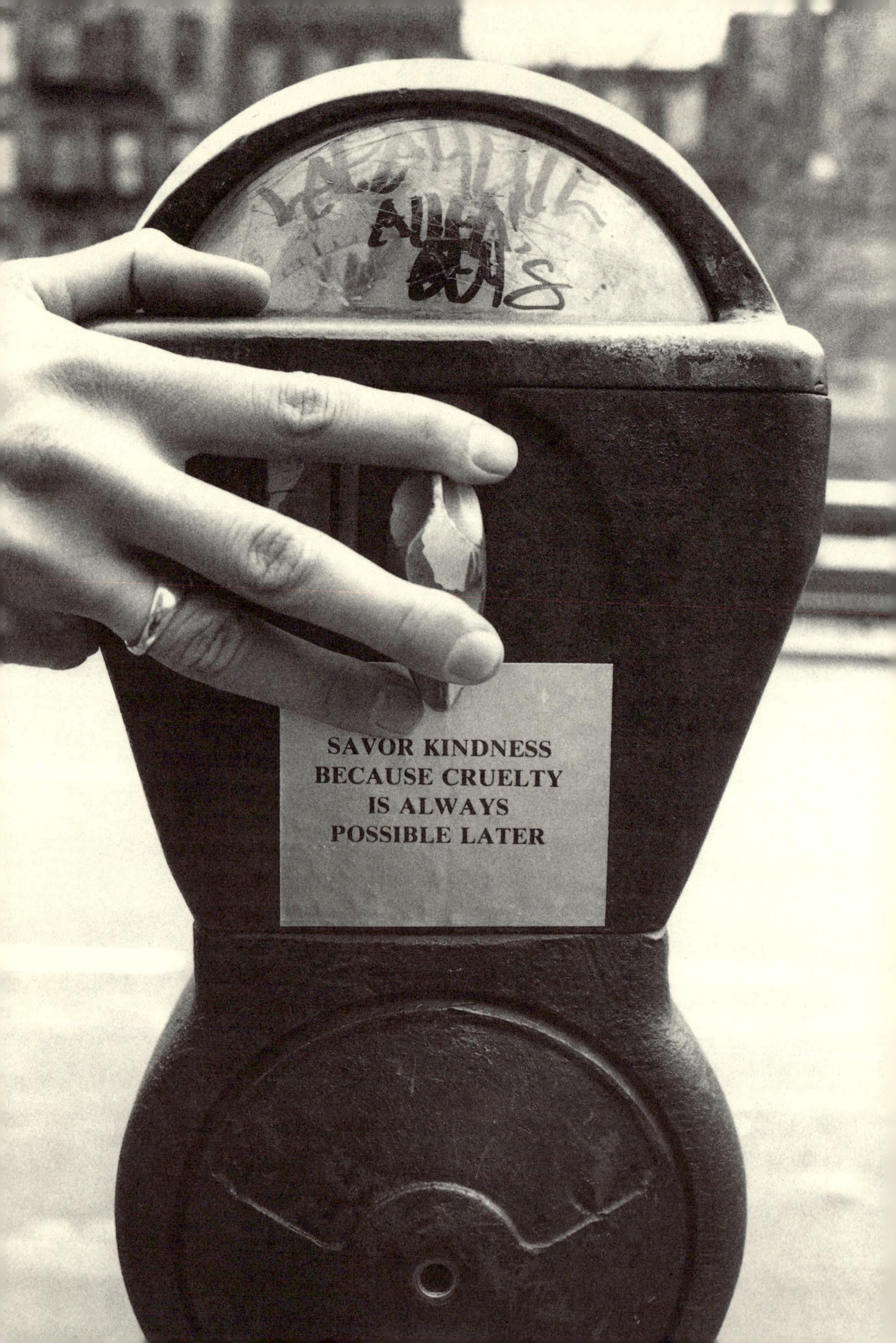
SAVOR KINDNESS
BECAUSE CRUELTY
IS ALWAYS
POSSIBLE LATER

VII. Politische Kunst

N.S.: In dieser Zeit des sich ausbreitenden Konservativismus entstand in den USA auf fast allen geistigen Gebieten und auch in der Kunst eine Bewegung, die unter dem Stichwort »Political Correctness« eine politisch und sozial engagierte Kunst anstrebt. Wie siehst du dich selbst in bezug auf diese Bewegung?

J.H.: Es gab ja schon immer künstlerische Arbeiten mit politischen Inhalten, aber jetzt kommen sie eben mehr an, weil – auch wenn es kein guter Grund ist – man sich mit der Warenkunst der 80er Jahre langweilt. Man langweilt sich mit den, wenn nicht gerade reaktionären, so doch nostalgischen Bildern. Auch können die New Yorker sowieso nur für eine kurze Zeit an etwas interessiert sein. Da es jahrelang nur diese Art der Kunst gab, kam das Bedürfnis nach einer anderen, eben mehr politischen Kunst auf. Sie wird als »political correct« bezeichnet. Einige machen sich lustig über diese Kunst, aber ich denke nicht, weil man meint, es handelt sich um etwas Lächerliches oder gar Dummes, sondern weil man durch das Lachen glaubt, einige der Veränderungen abzuwehren, die sich in den »political cor-

aus: »The Survival Series«
New York City 1984

rect«-Arbeiten widerspiegeln oder die denen bereits eigen sind. Man macht sich über diese Kunst lustig, weil man hofft, dadurch Veränderungen, die für die Gesellschaft unaufhaltsam sind, bremsen zu können. Denn es gibt keinen Grund, warum man sich über solche Kunst, die sich der Frauen, der Schwarzen in den USA und der Schwulen annimmt, lustig machen sollte. Ich denke, es ist schon in Ordnung, daß es Arbeiten in dieser realen Welt gibt, die sich gegen den Versuch wenden, Frauen und egal welche Minderheiten auch immer als Bürger zweiter Klasse zu behandeln.
N.S.: Für dich ist diese Bewegung also positiv. Gibt es da aber nicht Befürchtungen, daß eine Bewegung, die zu wissen vorgibt, was gut und was schlecht ist, was moralisch und was unmoralisch ist, eine Atmosphäre von, sagen wir, nicht gerade Toleranz verbreitet, eine Art Gesinnungsschnüffelei bedeuten kann? Viele sehen dieser Bewegung mit Befürchtungen entgegen.
J.H.: Wenn wir ganz korrekt sind, dann gibt es heute in den USA keine drohende Gefahr, daß diese Bewegung so erfolgreich sein wird, daß sie den reichen weißen Mann, den sie bekämpft, wirklich bedrohen und zu einem neuen Sklaven machen könnte. Ich würde diesen Befürchtungen zustimmen, wenn diese Bewegung wirklich siegreich sein sollte und zu den einzigen guten Menschen nur die Juden, die Schwarzen und die Frauen erklären würde. Das könnte in der Tat gefährlich sein. Aber es sieht nicht danach aus, daß es demnächst passieren wird.
N.S.: Doch mein Eindruck ist, daß zur Zeit in New York viele die Kunst nur unter dem Aspekt des »political correct« betrachten, was nicht nur einseitig, sondern auch gegen die Kunst gerichtet ist.
J.H.: Ja, ich denke, Kunst soll nicht ideologischer Natur sein, auch soll sie nicht didaktisch sein. Eigentlich sollten solche Ansprüche nicht an die Kunst herangetragen werden.
N.S.: Du arbeitest jetzt seit ungefähr zwanzig Jahren als Künstlerin. Würdest du sagen, daß deine Kunst zusammen mit der Kunst deiner Freunde etwas in der amerikanischen Gesellschaft verändert hat?

J.H.: Ich würde nicht sagen, daß es nur die Kunst war. Aber zusammen mit den gewöhnlichen politischen Anstrengungen hat sich einiges in der Gesellschaft geändert. Wenn du in der Kunst nur an die Frauenbewegung denkst, dann ist da ein großer Sprung passiert. Es fing an mit einer Kunst, die diese typisch furchtbaren Frauenfarben wie Rosa und Formen wie den Kreis benutzte, und es ist heute bei Cindy Sherman und Barbara Kruger angelangt. Heute ist alles möglich. Man hat sich daran gewöhnt, daß Frauen jede Art von Kunst machen, und daß sie in ihrer Kunst alle Probleme behandeln. Das hat sich schon entschieden geändert. Heute sind es die Frauen, von denen die gewagteste Kunst der letzten zehn Jahre stammt. Ihr Werk ist von der psychologischen Seite her gesehen viel extremer als das der Männer.

N.S.: Ich meine, für die Künstlerinnen ist die Kunst immer noch viel existentieller als für ihre männlichen Kollegen. Daher gibt es hier in den USA auch so starke Kunst, die von Frauen kommt.

J.H.: Ja, und was in der Kunst vor sich geht, ist – so hoffe ich wenigstens – auch eine Manifestation dessen, was sich in der Gesellschaft tut. Und in der Kunst gibt es Veränderungen. Auch daß ich als Frau die USA während der Biennale in Venedig repräsentieren konnte, spricht dafür. Vorher gab es keine Frau. Jetzt gibt es wieder eine Frau, Louise Bourgeois. Das bedeutet, daß es gleich zwei Frauen hintereinander sind, welche die USA repräsentieren.

N.S.: In Deutschland gibt es das Wirtschaftsmagazin »Capital«, das jedes Jahr eine Hitliste von den hundert berühmtesten und erfolgreichsten Künstlern der Welt bringt. Auf dieser Liste bist du, nach einer Reihe von männlichen Künstlern, die erfolgreichste Künstlerin der Welt. Wie fühlst du dich dabei?

J.H.: Oh, ich wäre glücklicher, wenn Nummer eins dieser Liste eine Frau wäre, egal welche. Und dann erst die Männer.

N.S.: Siehst du noch andere Veränderungen, die während der letzten zwanzig Jahre passiert sind?

J.H.: Ich glaube, eine andere hoffnungsvolle Veränderung verdanken

aus: »Truisms«, 1977–79
Las Vegas, Nevada, McCarran International Airport, 1986

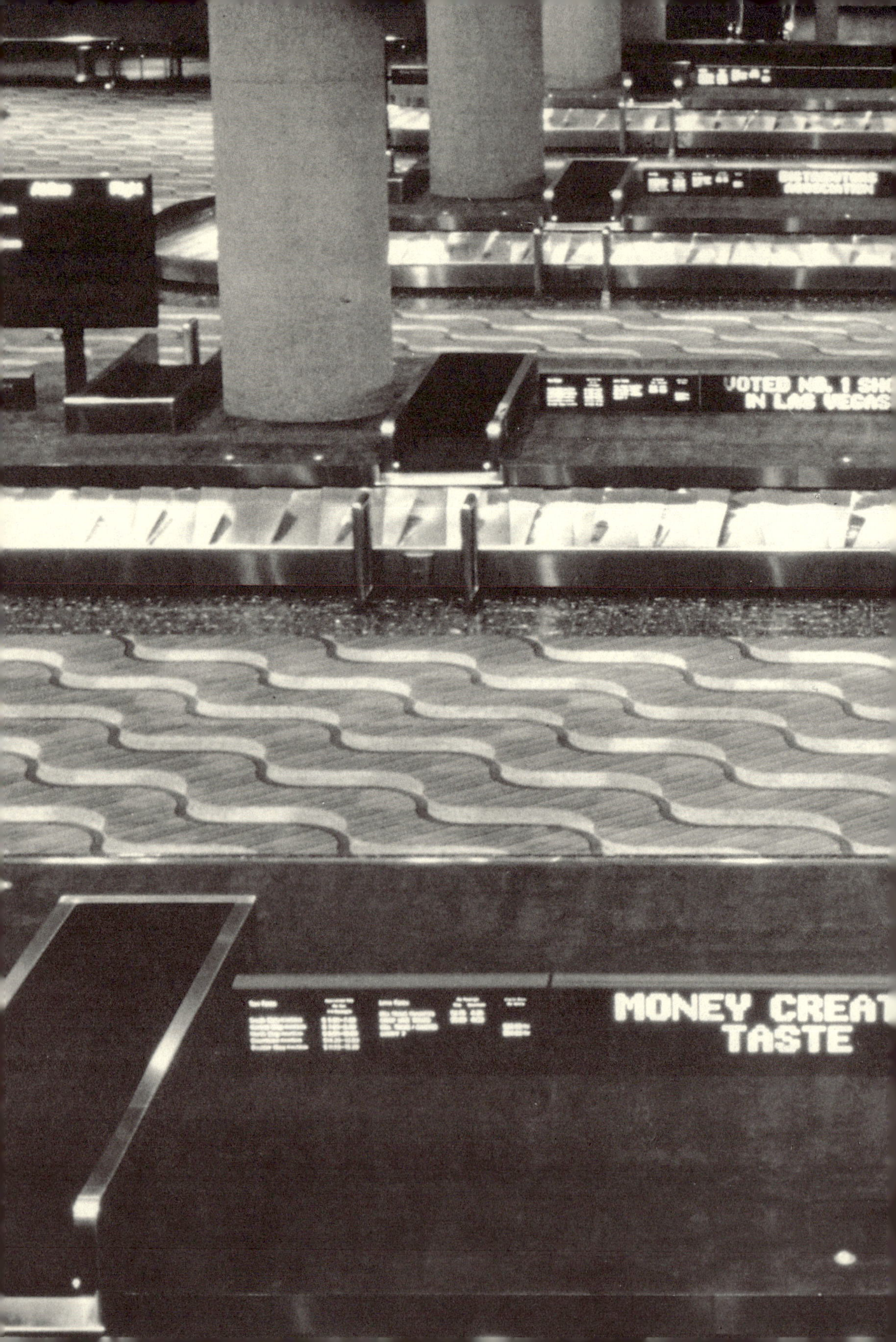
VOTED NO. 1
IN LAS VEGAS
MONEY
TASTE

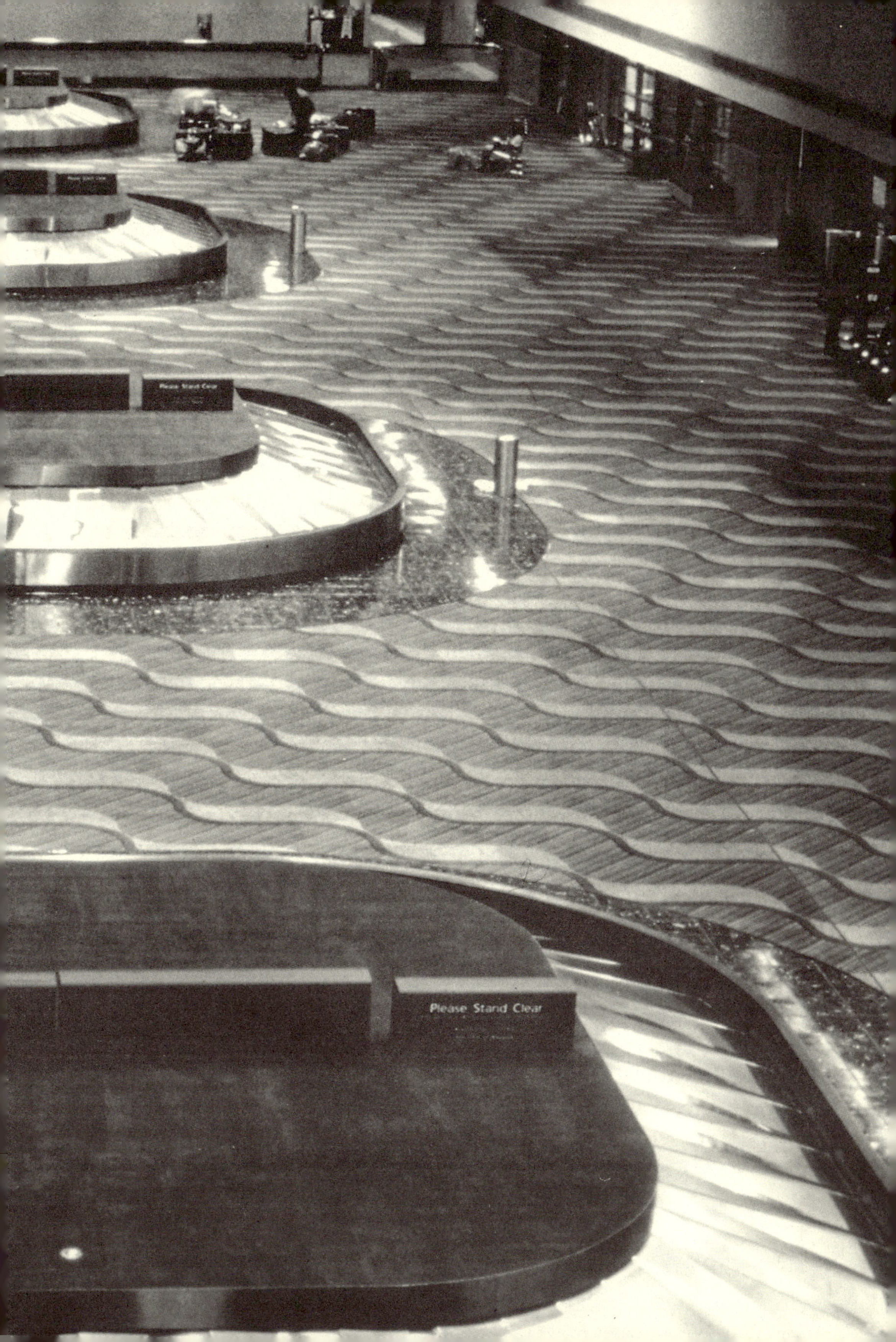

Please Stand Clear

wir dem Einfluß solcher Gruppen, die darauf bestanden, daß Kunst auch soziale Inhalte haben soll, und daß es das Ziel der Kunst sein soll, auch das nichtkunsttypische Publikum zu erreichen. Das war eine wichtige Gegenposition zu der Salonmalerei der 80er Jahre und dem frivolen Konsum- und Genußstil dieser Zeit. Diese Position war es, die dazu beigetragen hat, daß die Kunst der 80er Jahre nicht völlig aus dem Lot geraten ist.

N.S.: Also du bist der Meinung, daß Kunst die Gesellschaft verändern kann.

J.H.: Oh, ja. Zwar nicht in dem Sinne, daß wenn sich jemand vornimmt, mein Haus zu bombardieren, ich ihn mit einer bemalten Leinwand aufhalten kann. Aber ich denke, wenn Kunst so gemacht ist, daß du dir sicher sein kannst, daß sie engagierte Inhalte trägt, dann, warum nicht.

N.S.: Es gibt Stimmen, die sagen, Kunst kann nur Dekoration sein.

J.H.: Das ist auch gut. Ich mag Dekoration. Die Welt wäre ärmer, wenn es keine Dekoration geben würde. Ich selbst, wenn ich ehrlich bin, glaube nicht, daß Kunst im Dienst von irgend etwas stehen sollte. Ich würde sagen, daß wenn Kunst nur im Dienste von praktischen oder pragmatischen Zwecken geschieht, dann ist es keine Kunst, dann ist es Propaganda. Aber trotzdem, der Grund, warum Goya berühmt ist, ist nicht, weil er ein hervorragender Maler war, sondern weil in seiner Malerei bedeutende Inhalte sind. Das ist auch derselbe Grund, warum »Guernica« von Picasso eines der bekanntesten Bilder ist, weil es Inhalte hat. Ich denke nicht, daß es für die Kunst eine ideale Voraussetzung ist, rein ästhetisch oder rein politisch zu sein, um gute Kunst zu sein. Ästhetische wie politische Aspekte müssen zusammenwirken. Wenn man sie zusammenbringt, ist es das Beste.

N.S.: Wenn wir über bedeutende Künstler sprechen, die etwas bewegt oder verändert haben, wer neben Goya und Picasso sind für dich diese Künstler?

J.H.: Beuys ist für mich ganz oben auf der Liste und der frühe Warhol, bevor er zu einem Partylöwen wurde. Seine Unfallserien waren ganz nah an dem, was ich tue. Dann Bruce Nauman, Gerhard Richter und – wichtig – Nancy Spero.

N.S.: Nancy Spero ist in Europa kaum bekannt, aber ich erinnere mich, daß du mir schon einmal gesagt hast, daß sie für dich wichtig war. Warum?

J.H.: Ihre Folterserie ist für mich immer noch ein Meisterstück. Sie und ihr Mann Leon Golub haben es geschafft, in ihrer Arbeit Kunst und Inhalte zusammenzubringen.

N.S.: Aber sie sind beide Maler, das bist du doch nicht.

J.H.: Ich war eine Malerin, nur ich wußte nicht, wie ich das, was ich machen wollte, mit meiner Malerei realisieren könnte. Ich habe wirklich intensiv versucht es herauszufinden, es ist mir aber nicht gelungen.

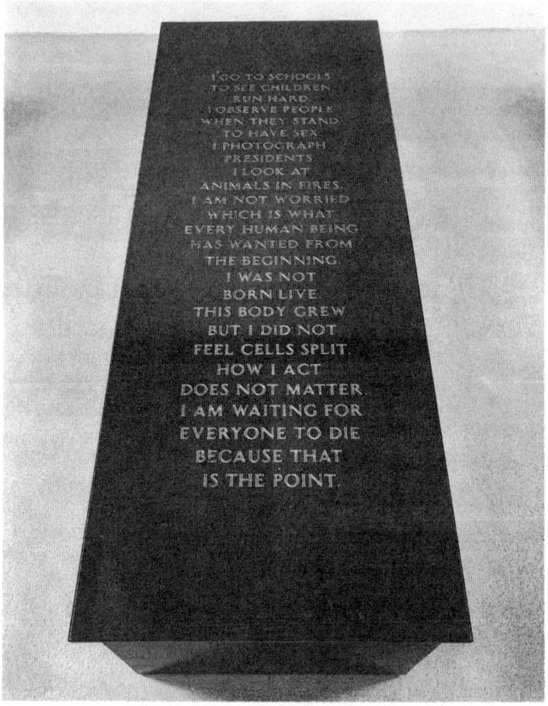
I GO TO SCHOOLS
TO SEE CHILDREN
RUN HARD.
I OBSERVE PEOPLE
WHEN THEY STAND
TO HAVE SEX.
I PHOTOGRAPH
PRESIDENTS.
I LOOK AT
ANIMALS IN FIRES.
I AM NOT WORRIED
WHICH IS WHAT
EVERY HUMAN BEING
HAS WANTED FROM
THE BEGINNING.
I WAS NOT
BORN LIVE.
THIS BODY GREW
BUT I DID NOT
FEEL CELLS SPLIT.
HOW I ACT
DOES NOT MATTER.
I AM WAITING FOR
EVERYONE TO DIE
BECAUSE THAT
IS THE POINT.

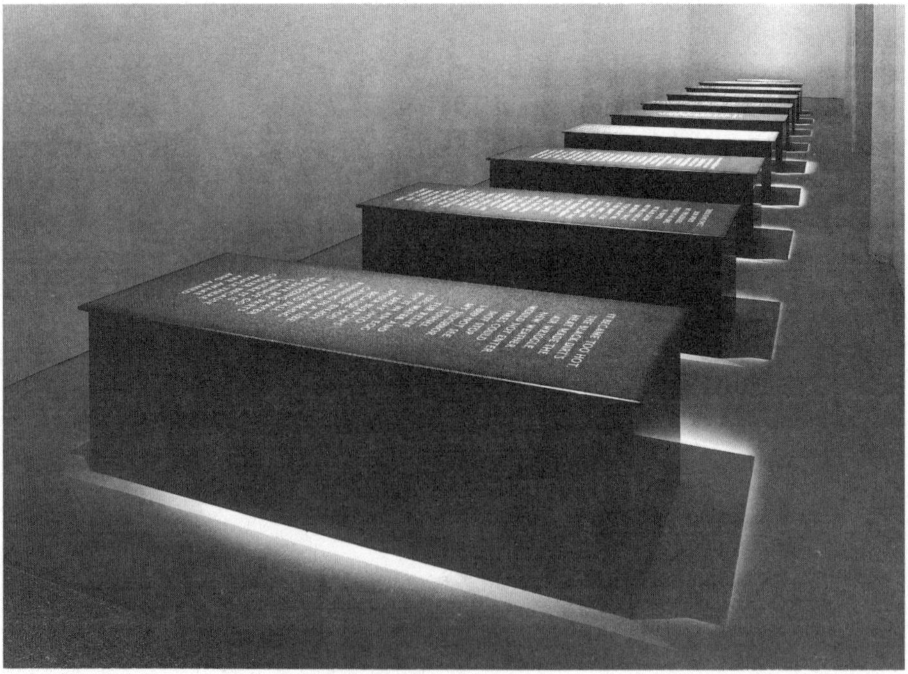

VIII. Gewalt ist sexy

N.S.: Nancy Spero und Leon Golub sind beide Maler, doch eines verbindet euch, und das ist der Umgang mit der Gewalt in eurer Arbeit, genauer mit dem Problem der Opfer-Täter-Beziehung. Leon Golub wie Nancy Spero sind über Jahre in ihrer Kunst diesem Problem nachgegangen und haben immer wieder neu gefragt, wer eigentlich das Opfer und wer der Täter ist, und welche Beziehung es zwischen den beiden gibt. Ich meine, auch aus deinen Texten kann man herauslesen, daß es zwischen dem Opfer und dem Täter eine Beziehung gibt, die nicht immer eindeutig ist.
J.H.: Ja, genau. Dieses Problem kann man nicht vereinfachen. Du weißt, Gewalt ist sexy. Du bist immer anziehend für jemanden, dem du dich entziehst.
N.S.: Deswegen sind wir von Sex und Gewalt so besessen?
J.H.: Sicher. Ich glaube, Leon Golub und ich teilen eine bestimmte Faszination für beide Seiten der Gewalt; für Leute mit der Schlagstange, wie für Leute, die geschlagen werden. Wir sind eben derbe Menschen.

»Laments«, 1989
Dia Art Foundation, New York 1989/90

N.S.: Ich habe seine Bilder zum erstenmal 1981 in New York gesehen, und sie sind mir bis heute in Erinnerung geblieben. Denn die Gewalt auf seinen Bildern zog mich an und stieß mich auch wieder ab. Ich kann mich nicht erinnern, vorher solche Art von Faszination gemischt mit Abneigung erlebt zu haben.

J.H.: Das ist es, warum er so beunruhigend ist. Seine Bilder können sehr gut ein Bewußtsein gegen die Gewalt und den Mißbrauch von Gewalt erzeugen. Doch am Ende ist es nicht immer klar, ob sie dich verführen oder erschrecken.

N.S.: Nicht anders geht es mir mit deinen Sätzen. Ich weiß manchmal nicht, ob ich erschrocken, fasziniert, abgestoßen oder verführt bin.

J.H.: Eben, weil es ein Spiel ist.

N.S.: In deinen Texten sprichst du sehr oft und sehr eindringlich über Gewalt, die dir große Angst bereitet. Welche Erfahrungen hast du persönlich in deinem Leben mit Gewalt gemacht?

J.H.: Was mein persönliches Leben betrifft – mein Vater war ein Trinker, nicht ein großer Trinker, aber es war ein Teil meiner Kindheit. Vielleicht war es das, was mich empfindlicher für dieses Problem machte. Dann kommt mein Interesse an Gewalt auch daher, daß ich ein Kind war, das in den 50er Jahren aufwuchs, und damals gab es – wenigstens in Ohio – im Fernsehen fast ausschließlich Filme aus dem Zweiten Weltkrieg. Die sah ich immer und immer wieder. Es war eigentlich mein erster Eindruck von dieser Welt. Es ist bezeichnend, wie der Krieg nach Amerika kam, eben nicht durch die Soldaten, die zurückgekehrt waren, sondern durch Hollywood. Mit den Filmen wurde der Krieg in den USA über Jahre immer wieder neu aufgelegt. Es war für mich schon prägend, ständig als Kind den Krieg zu sehen. Aber reale Gewalt habe ich nicht erlebt, es war eher eine theoretische Gewalt...

N.S.: ...eine Gewalt, die du wie eine richtige Amerikanerin nur auf dem Bildschirm erlebt hast?

J.H.: Ja, es war da, aber es war auch wieder nicht da. Daher gibt es bei mir diese Mischung: der wilde Vater, das Sehen von Hunderten von Kriegsfilmen und das Hören, daß alle damit beschäftigt sind, eine Atombombe zu bauen.

N.S.: Einige deiner Texte vermitteln den Eindruck, als ob du manchmal von der Gewalt angezogen wärest.

J.H.: Angezogen, das ist zu stark. Ich denke über die Gewalt nicht in solchen kranken Dimensionen. Meistens bin ich über die Gewalt völlig entsetzt. Ich verbringe wirklich viel Zeit mit Überlegungen darüber, wie ich die Gewalt fern von mir und meiner Umgebung halten kann. Und trotzdem gebe ich zu, daß ich zwar nicht angezogen bin, aber doch ein besonderes Interesse an Gewalt habe. Ich denke viel darüber nach, warum der Mensch Gewalt ausübt und warum er sie in dem Maße ausübt, in dem wir es erleben. Weiter denke ich darüber nach, ob Gewalt ein Teil der menschlichen Natur ist und ob es diese Natur ist, die Menschen dazu bringt, sich fast routinemäßig gegenseitig zu foltern, zu quälen und umzubringen. Für mich ist es erstaunlich, erschreckend, beunruhigend und faszinierend zugleich.

N.S.: Bist du bei deinen Überlegungen vielleicht dahintergekommen, woher diese Gewalt kommt?

J.H.: Ich weiß es nicht. Ich weiß nur, daß mich die Vorstellung wütend macht, daß jemand hereinkommen und mich plötzlich ermorden kann, ohne daß ich Kontrolle darüber habe. Es entzieht sich meiner Einflußnahme. Jedem sollte in diesem 20. Jahrhundert klar sein, daß er vielleicht einfach ermordet wird, ohne daß er dagegen etwas tun kann.

N.S.: In Amerika kann es einem schnell passieren. Aber ich möchte noch mal fragen, warum greift der Mensch, trotz seiner schlechten Erfahrungen, immer wieder zur Gewalt.

J.H.: Der Mensch mag ganz einfach die Gewalt. Daher werde auch ich weiter über die Gewalt nachdenken müssen, weil auch der Mensch die Gewalt weiter ausüben wird. Darüber staune ich immer wieder. Vor kurzem habe ich mir Untersuchungen über Gewalt von »amnesty international« besorgt, und es zeigte sich, daß das, was ich da erfahren habe, viel schlimmer war als das, was ich mir in meiner dunkelsten Phantasie überhaupt vorstellen konnte. Ich war völlig schockiert, was jeden Tag passiert.

N.S.: Es reicht, sich daran zu erinnern, was jetzt im ehemaligen Jugoslawien passiert. Ich hätte mir nicht vorstellen können, daß so etwas heute noch in Europa möglich ist.

J.H.: Ja, normalerweise denken wir, so etwas passiert irgendwo in Südamerika, in Afrika oder in irgendwelchen primitiven Gesellschaften. Aber jetzt ist solche grausame Gewalt auch eine westliche Art der Beschäftigung geworden.

N.S.: Ich staune immer wieder darüber, wieviel Menschen es gibt, denen es offensichtlich Spaß macht, andere Menschen zu erniedrigen, zu quälen und zu beleidigen.

J.H.: Und das Erschreckende daran ist, daß sie es machen, um sich den anderen Menschen überlegen zu fühlen.

N.S.: Ja, weil in Wahrheit kein Mensch dem anderen gleichgestellt werden will.

J.H.: Aber wenn wir über Gewalt sprechen, dann gibt es einen Aspekt, der mich besonders beunruhigt, und das ist das, was Frauen zu Hause passiert. Frauen werden routinemäßig zu Hause geschlagen und auch ermordet. In der USA wird jetzt die Gewalt gegen Frauen sogar zu einem Hauptproblem der Krankenversicherungen, weil man herausbekommen hat, daß die häusliche Gewalt die häufigste Ursache dafür ist, daß Frauen plötzlich in Unfallstationen eingeliefert werden. Auch gibt es jetzt sogar eine eigene Organisation der UNO, die versucht, diese Gewalt gegen Frauen öffentlich zu machen und zu einem universellen Rechtsproblem zu erheben, und sie nicht erst nach dem Komma zu behandeln. Diese Organisation strebt auch an, daß Vergewaltigung, wenn sie als Kriegswaffe benutzt wird, in die Reihe der Kriegsverbrechen eingeordnet wird. Aber das mußt du dir klarmachen, wie absurd die Situation ist, daß man dafür kämpfen muß, daß die Körperverletzung einer Frau als ein Verbrechen behandelt wird – schließlich sind die Frauen genau die Hälfte der Menschheit dieser Welt.

N.S.: Vor kurzem wurde mir die Perversität dieser Situation auch in Deutschland klar. Es gibt jeden Tag in den deutschen Zeitungen groß aufgemachte Berichte über die Gewalt gegen Ausländer. Nichts gegen Ausländer, ich selbst bin in Deutschland eine Ausländerin, aber daß tagtäglich Frauen geschlagen und vergewaltigt werden, ist scheinbar keine Zeile wert.

J.H.: Das ist es, warum ich John Lennon so mag, weil er einmal gesagt hat: »Frauen sind die Schwarzen dieser Welt.« Aber wenn du es ansprichst, dann gibt man dir das Gefühl, du solltest dich lieber schämen, daß du über so etwas redest. Es ist doch kein so ernsthaftes Thema im Vergleich mit dem, was sich sonst in der Welt tut. Aber dieses Thema betrifft unbestreitbar die Hälfte der Menschheit, daher ist es nicht nur ein ernstes, vielleicht sogar eines der größten Themen dieser Welt. Wie ich schon gesagt habe, ich war früher nicht gerade heiß auf diese sogenannten Frauenprobleme, doch heute schäme ich mich fast ein wenig dafür, daß mich diese Situation, die so offensichtlich ist, nicht schon viel früher beunruhigt hat.

N.S.: Es gibt auf beiden Seiten psychologische Hemmungen, gerade die Gewalt gegen Frauen ans Licht der Öffentlichkeit zu bringen. Die Frauen fürchten, als Opfer eine demütigende Rolle in der Öffentlichkeit einzunehmen, und die Männer haben als Täter Angst vor einer Verurteilung. Daher wird es viel Überwindung auf beiden Seiten erfordern, um dieses Problem zu einem öffentlichen Problem zu machen.

J.H.: Ja, aber es gibt schon Versuche, die mir Hoffnung geben. Normalerweise denkst du, daß wenn ein Mann schlägt, dann schlägt er, weil auch er schon geschlagen worden war, weil er viel Druck hat, und so weiter. Aber da, wo es schon spezielle Programme gegen häusliche Gewalt gibt, wo der schlagende Mann von der Polizei verhaftet wird und eine Strafe bezahlen muß – was ein klarer Ausdruck dessen ist, daß die Gesellschaft es nicht mehr verheimlicht –, da sind die Männer viel weniger geneigt, es wieder zu tun, als an den Orten, an denen die Polizei nicht eingreift, oder nur kommt und um Ruhe bittet. Das heißt, daß ein Mann, der eine gewalttätige Kindheit hatte, oder der ein Alkoholiker ist und keine Kontrolle über sich selbst hat, und von dem man daher Gewalt erwarten kann, nicht plötzlich gegen einen Bus schlägt, sondern gegen eine Frau, weil er wegen eines demolierten Busses verhaftet wird und eventuell auch noch den Job verliert, aber wegen einer demolierten Frau? Das macht klar, daß wenn die Gesellschaft deutliche Zeichen setzt und Strafen einführt, die Männer sich doch kontrollieren können.

N.S.: Aber trotzdem setzt sich die Öffentlichkeit mit der Gewalt zwischen verschiedenen Völkergruppen, feindlichen Ideologien und fundamentalistischen Religionen immer noch mehr auseinander als mit der alltäglichen Gewalt in der Familie…

J.H.: …und dabei vergißt man, daß es da gegenseitige Beziehungen gibt. Gewalt fängt in der Familie an. Wenn es zu Hause erlaubt ist zu schlagen, wird es auch international erlaubt sein. Es ist ein dummer Spruch, ich weiß, aber es ist wahr.

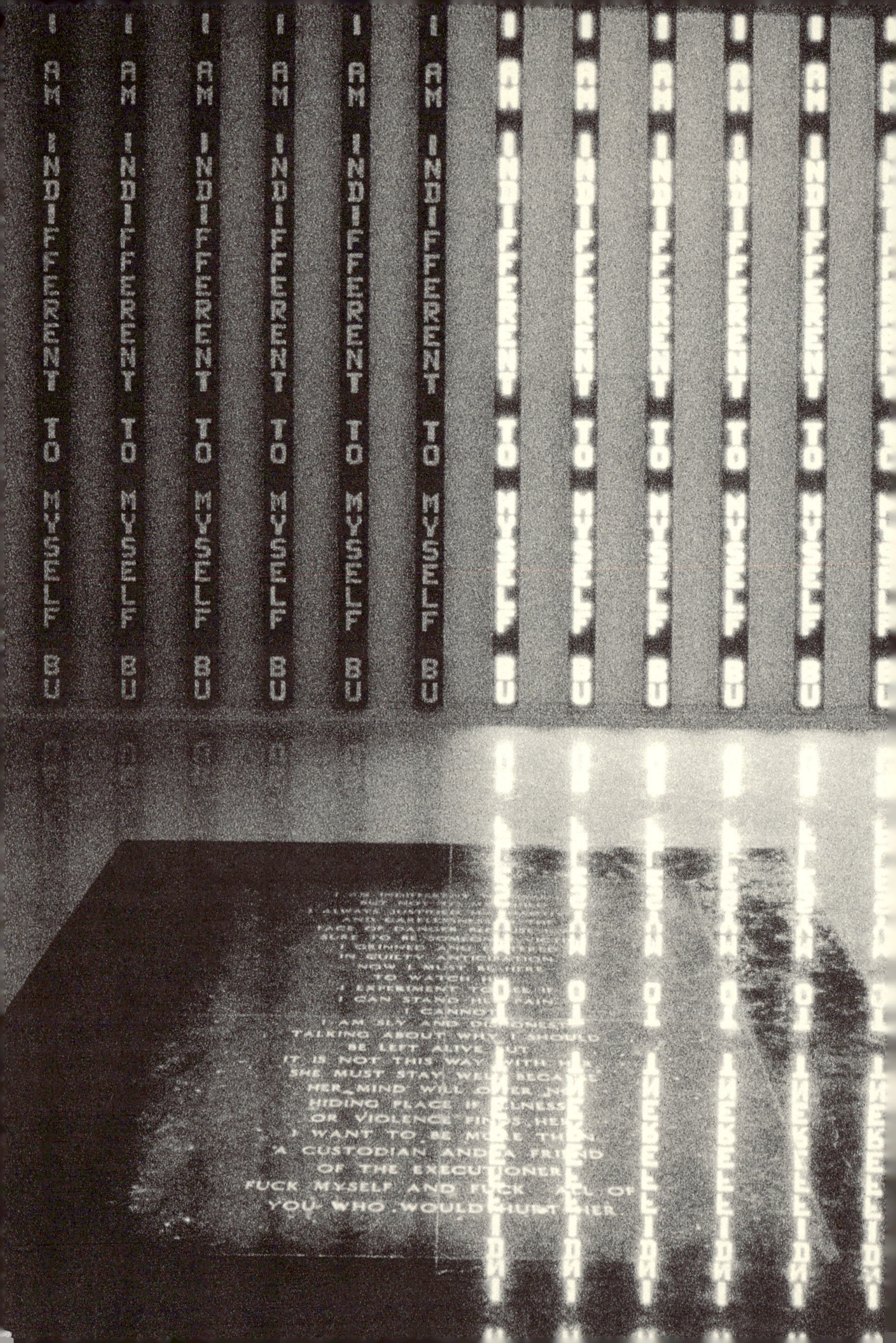
I AM INDIFFERENT TO MYSELF BU
TALKING ABOUT WHY I SHOULD
BE LEFT ALIVE BUT
A CUSTODIAN AND A FRIEND
OF THE EXECUTIONER
FUCK MYSELF AND FUCK ALL OF
YOU WHO WOULD HURT HER

IX. Schrecken der Verführung

N.S.: Du hast deine Kunst in diesem Gespräch auch als ein Spiel bezeichnet, das sich auf der breiten Skala der Empfindungen zwischen dem Schrecken und der Verführung entwickelt. Ich glaube, am perfektesten hast du bisher dieses Spiel in deiner Installation während der Biennale in Venedig realisiert. Mitten in dieser Installation war man tatsächlich verführt, erschrocken und am Ende doch verlassen. Es war eine sehr beeindruckende Ausstellung und gleichzeitig war es die erste Ausstellung, mit der während der Biennale eine Frau die USA vertrat.

J.H.: Louise Bourgeois war schon in einer Teilausstellung. Aber als einzelne war ich die erste.

N.S.: War es deine bisher größte Installation?

J.H.: Es gab damals unglücklicherweise gleich drei große Ausstellungen. Eine in der Dia Art Foundation in New York, die für mich wirklich eine sehr schwere, beängstigende Ausstellung war. Denn es ging um den Tod, dem ich zwei Jahre lang auf den Friedhöfen nachgegangen war. So lange dauerte die Vorbereitung für diese Ausstellung, die für mich wirklich sehr belastend war.

Installation United States Pavilion
44. Biennale, Venedig 1990

N.S.: Ich erinnere mich noch gut an diese Ausstellung. Du hast mehrere Reihen von Särgen in einem abgedunkelten Raum aufgestellt. Auf den Deckeln der Särge waren die »Laments« eingeschrieben, die eine schonungslose Abrechnung von dreizehn todgeweihten Personen waren. Ich weiß noch, daß es auch für mich als Besucher nicht einfach war, in diese Installation hineinzugehen und da zu verweilen. Die Atmosphäre war so beängstigend, daß ich ziemlich schnell den Raum wieder verlassen mußte.

J.H.: Es gab auch Leute, die in der Ausstellung angefangen haben zu weinen.

N.S.: Ich erinnere mich noch, daß ich mich regelrecht überwinden mußte, bevor ich überhaupt die Texte lesen konnte. Ich hatte große Angst, sie zu lesen.

J.H.: Es war eine schwarze Ausstellung. Die zweite große war im Guggenheim-Museum. Sie war von den Räumen groß. Aber es war mehr eine Retrospektive mit wenig neuen Texten. Das Neue war die Form.

N.S.: Und die dritte große Ausstellung war die Installation in Venedig. Du hast dich für diese Arbeit durch die Geschichte dieser Stadt inspirieren lassen.

J.H.: Ja, es war eine Kombination von mehreren Ideen. Die eine kam von dem Dogenpalast und seinen Wartesälen. Hier haben in der Geschichte viele Menschen auf ihr Schicksal gewartet, oder auf das Schicksal ihrer Verwandten und Freunde. Die andere Idee kam von den Wartezimmern bei Ärzten, wo man sitzt und auch auf sein Schicksal wartet. Und dann spielte auch die Erinnerung an die 50er Jahre mit, als wir auf das Fallen der Atombombe gewartet haben. In unserem Leben warten wir ständig, zum Beispiel auf das Ergebnis des AIDS-Testes. Daher hatte die Arbeit mit jeder Art von Warten zu tun. Ich wollte die Räume leer haben, nur mit einem Platz zum Sitzen, denn das ist es, was du machst, wenn du wartest. Dann sollte der Raum ein wenig beängstigend, aber nicht sehr, und ein wenig mit Wut gefüllt sein, die durch das Licht erzeugt werden sollte. Das

Licht sollte aus anderen Räumen kommen, ohne daß du in die Räume hineinsehen konntest, nur das Licht konntest du sehen...

N.S.: Hat dich vielleicht zu dieser Inszenierung Samuel Becketts »Warten auf Godot« inspiriert?

J.H.: Vielleicht. Ich bin eine Verehrerin von Beckett, vielleicht schon eine Sklavin. Aber der Einfluß war nicht direkt, doch Beckett ist mir im Bewußtsein.

N.S.: Nach diesem Wartesaal kam dann ein Raum, der mit soviel leuchtenden, blitzenden, flackernden elektronischen Zeichen gefüllt war, daß einem schwarz vor Augen wurde und man praktisch keine Aussage mehr wahrnehmen konnte.

J.H.: Das war meine Metapher für das moderne Leben. Der allgemeine Overkill, der letztendlich nur bedeutet: alles auf einmal haben zu wollen, und am Ende hast du nichts.

N.S.: Den Overkill konnte man beim Betreten des Raumes fast körperlich spüren.

J.H.: Ja, es ging mir um diese physische Erfahrung. Die Worte an den Wänden hatten keine Aussage. Manchmal ergaben sie vielleicht sogar einen vagen Sinn, aber der beabsichtigte Effekt war die Desorientierung. Diese Desorientierung kam vor allem durch die Lichteffekte und die Reflexionen auf dem glatten Boden zustande. Du verlorst den Boden unter deinen Füßen.

N.S.: Einer der Räume war deiner Tochter gewidmet.

J.H.: Nicht gewidmet. Eher basierte er auf den Erfahrungen mit ihr, die ich zu verallgemeinern versuchte. Selbstverständlich kam der größere Teil von den Erfahrungen mit meiner Tochter her, aber ich habe sie hoffentlich erweitert und sie universeller und weniger auf mich selbst bezogen verarbeitet.

N.S.: Für mich war die Wahl dieses Themas sehr gewagt, da du praktisch auf keine Vorbilder in der Kunstgeschichte zurückgreifen konntest. Die Mutter-Kind-Beziehung war bisher eigentlich kein Thema der Kunst – wenn wir von den Madonnenbildern absehen, die eine spezielle Funktion hatten.

J.H.: Ja, es gab schon Tausende und Tausende von Madonnen. Aber ich wollte mich mit diesen Madonnen nicht anlegen, ich wollte es anders machen.
N.S.: Inwiefern hat die Geburt deiner Tochter dein Leben verändert?
J.H.: Ich denke, stark, aber bis vor kurzem hätte ich es so nicht zugegeben. Ich war – und ich bin es zum Teil immer noch – der Meinung, daß alle Angelegenheiten auch Frauenangelegenheiten sind, und daß es keinen Unterschied macht, welchen Geschlechts man ist, weil alles universell ist. Furchtbar! Und trotzdem gab es in mir schon immer eine Stimme, die mir sagte, daß ich keine Angst haben und mich nicht schämen sollte, über besondere Frauensachen zu sprechen. Diese Stimme in mir setzte sich nach der Geburt meiner Tochter durch. Daher habe ich mich entschlossen, in meiner Kunst über das Kinderkriegen zu sprechen. Ich wollte darüber sprechen, was mit mir passierte und was ich zu tun habe... und plötzlich paßte vieles davon auch gut in mein früheres Vorhaben, über den Tod zu sprechen. Denn sofort nach der Geburt habe ich viel intensiver und viel öfter darüber nachgedacht, wie furchtbar ein Unfall oder eine Katastrophe wäre, weil ich nicht fähig bin, mein Kind zu schützen. Und es war für mich erschreckend zu realisieren, daß ich nicht imstande bin, mein Kind davor zu beschützen. Und was kann schlimmer sein als das.
N.S.: Mein Eindruck ist, daß du seit der Geburt deiner Tochter noch zorniger über den Zustand der Welt bist.
J.H.: Als ich auf dem College war, war ich verängstigt, da mir klar wurde, daß, wenn es so weitergeht wie vor meiner Zeit, ich schnell ein Opfer der Fehler anderer werden kann. Dann, während des Vietnamkrieges, kam dieser Zorn wieder hoch, den die Geburt meiner Tochter Lili noch mehr belebt hat. Sie gab mir eine neue Sensibilität.
N.S.: Das ist immer wieder zu beobachten, daß wer Verantwortung für eine andere Person übernimmt, der geht plötzlich auch viel verantwortungsvoller und sensibler mit sich selbst um.
J.H.: Sicher, ich habe über Jahre mit dem Gedanken überlebt: Oh,

du kannst dich immer noch umbringen. Es war zwar keine heitere Aussicht, aber sie machte mich nicht gerade unglücklich. Aber wenn du ein Kind hast, ist Selbstmord keine Lösung mehr, weil du es nur noch schlimmer machst für das Kind. Dann müßtest du dich und das Kind umbringen, und das ist nicht unbedingt die beste Lösung.

N.S.: Du hast als eine Künstlerin angefangen, die sozusagen von unten, mit Plakaten auf der Straße, die offizielle Kunst bekämpfte. Man kann daher sagen, daß du am Anfang deiner Karriere einen subversiven Weg eingeschlagen hast...

J.H.: ...als ich mit den Plakaten angefangen habe, war ich so außerhalb der Kunstszene, daß ich gar nicht die offizielle Kunst bekämpfen konnte, auch wenn ich über sie desillusioniert war. Ich wollte zunächst gesellschaftliche Themen, die falsch oder dumm waren, bekämpfen. Erst später dann mit der Gruppe »Collaborativ Project« wandte ich mich gegen die offizielle Kunst. Und auch dann störte mich nicht die Kunst, sondern mehr ihre Art der Verbreitung. Was ich wollte, war, ein größeres Publikum zu erreichen. Ich glaube nicht, daß es für die Gruppe und auch für mich eine Vorstellung gab, wie die Kunst aussehen sollte. Vielmehr dachten wir, sie sollte politische Inhalte haben. Daher denke ich nicht, wir führten einen Kampf mit der Kunst. Es war eher ein Kampf mit der Gesellschaft.

N.S.: Aber wie hast du dich nach solchen Anfängen gefühlt, als du dann in so kommerziellen Galerien wie der Galerie Barbara Gladstone ausgestellt hast?

J.H.: Heute ist es mir wichtig, daß beides geht. Ich habe jetzt zwei Wege, Kunst zu präsentieren. Es gibt die öffentliche Kunst auf öffentlichen Plätzen, die sich an das breite Publikum wendet, die immer noch ein großer Teil meiner Kunst ist. Der andere wendet sich an die Kunstwelt, was nicht viel bedeutet, weil diese Welt immer noch nicht groß genug ist. Für ein Kind, das in Ohio aufwächst, ist Picasso immer noch der einzige Künstler. Und das habe ich zu ändern. Dieser Weg geht über Museen und Galerien – da habe ich kein schlechtes Gefühl. Ich fühle mich auch nicht schuldig wegen der Galerien, weil ich so an Geld komme, um öffentliche Kunst auch weiter machen zu können. Ohne das hätte ich nicht die Ausstellung im Guggenheim-Museum machen können und auch nicht die Biennale in Venedig. Das war alles nur durch den Boom in den 80er Jahren möglich. Die schlechte Seite der 80er Jahre war, daß die Kunst zu Über-Sofa-Bildern entleert wurde. Die gute Seite war, daß ich und viele andere davon leben und viele großartige Projekte machen können.

N.S.: Die Installation in Venedig war eine sehr teure, sehr repräsentative, sehr offizielle Ausstellung – du hast die USA vertreten. Stand sie nicht im Widerspruch zu deiner ursprünglichen Vorstellung von einer Kunst, die sich an alle wendet?

J.H.: Es war eine doppelte Kunstausstellung, denn es gab zwei Wege: der öffentliche und der offizielle. Die öffentliche Kunst war sehr billig. Was ich da gemacht habe – schon vorhandene elektronische Tafeln zu benutzen –, hat fast nichts gekostet. Dagegen war die offizielle Ausstellung sehr teuer. Aber da sollte man sich prinzipiell fragen, ob es so teure Ausstellungen überhaupt geben soll oder nicht. Dabei war meine vielleicht nicht die schlimmste. Für meinen Vorgänger in Venedig, Jasper Johns, wurde die Belüftungsanlage total umgebaut, und man gab Millionen nur für die Versicherung seiner Bilder aus. Daher waren meine fünfundvierzigtausend Dollar für die Steine wahrscheinlich weniger als die Versicherungssumme für Jasper Johns. Aber ich weiß nicht.

N.S.: Mich interessiert weniger die Frage des Geldes, denn wenn das Geld da ist, warum sollte man es nicht ausgeben. Eher möchte ich über das Problem der Repräsentation sprechen.

J.H.: Wie meinst du das?

N.S.: Ich meine, man konnte doch beim Betreten deiner Installation in Venedig – vorausgesetzt man kennt deine Geschichte nicht – den Eindruck gewinnen, hier handele es sich um eine gesellschaftlich anerkannte Künstlerin, die auf dieser internationalen Bühne die Aufgabe erfüllt, ihren Staat, die USA, zu repräsentieren. Solche Rezep-

tion müßte doch deinen ursprünglichen Absichten widersprechen.
J.H.: Es war eine ortsgebundene Installation. Ich habe Steine benutzt, da sie für Venedig genau das Richtige waren. Man fragte mich, ob es nicht zu luxuriös ist, Steine zu benutzen. Aber ich wollte einen wirklichen Raum in Venedig haben, deswegen der Stein. Dann wollte ich dieses ganze moderne Zeug, die elektronischen Medien, um einen Kontrast zwischen der alten Geschichte und der Zukunft zu erzielen. Ich stehe zu den Bänken, weil ich die Metapher eines Wartesaals haben wollte, in dem eine Atmosphäre aufkommt, die real ist. Eigentlich wollte ich mehr als nur eine Metapher. Ich wollte den Raum real haben. Ich habe wirklichen Stein für wirkliche Bänke benutzt, auf denen wirkliche Menschen sitzen können. Es sollte ein Raum für wirkliche menschliche Körper entstehen, in dem sie warten, bevor sie den anderen Raum betreten, in dem sie durch die Menge der Informationen den Boden unter den Füßen verlieren. Es war eine sehr gewaltige und exzessive Installation – wenn es einen Exzeß in der Kunst überhaupt gibt. Und es war auch eine dekadente Installation. Denn meine Absicht war es, ekstatisch zu sein, weil – und das war mein gefühlsmäßiger Zustand in der Zeit – die Welt von Jahr zu Jahr mit mehr und mehr Schwierigkeiten konfrontiert wird. Alles ist dreckiger und dreckiger, alle sind kranker und kranker, es gibt mehr und mehr Probleme, mehr und mehr Informationen, die schneller und schneller zu haben sind…

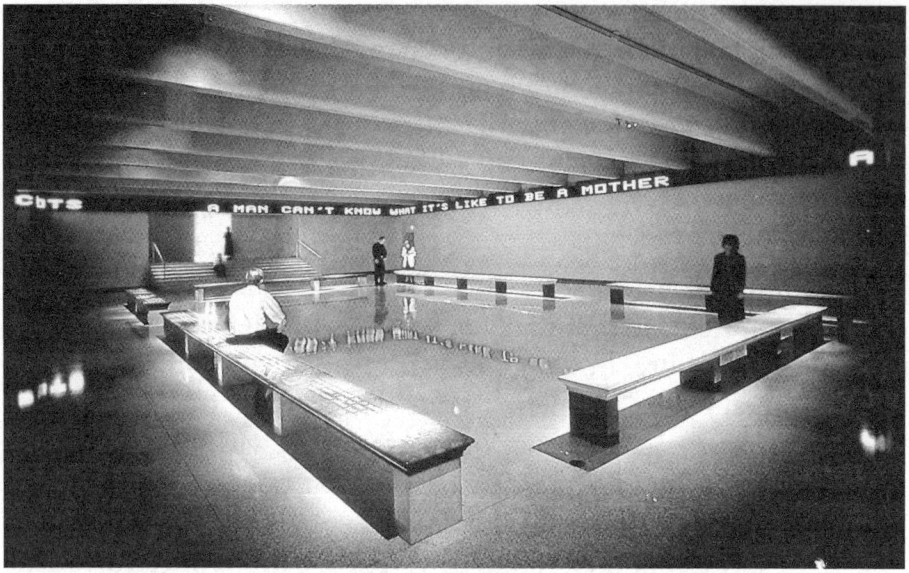
A MAN CAN'T KNOW WHAT IT'S LIKE TO BE A MOTHER

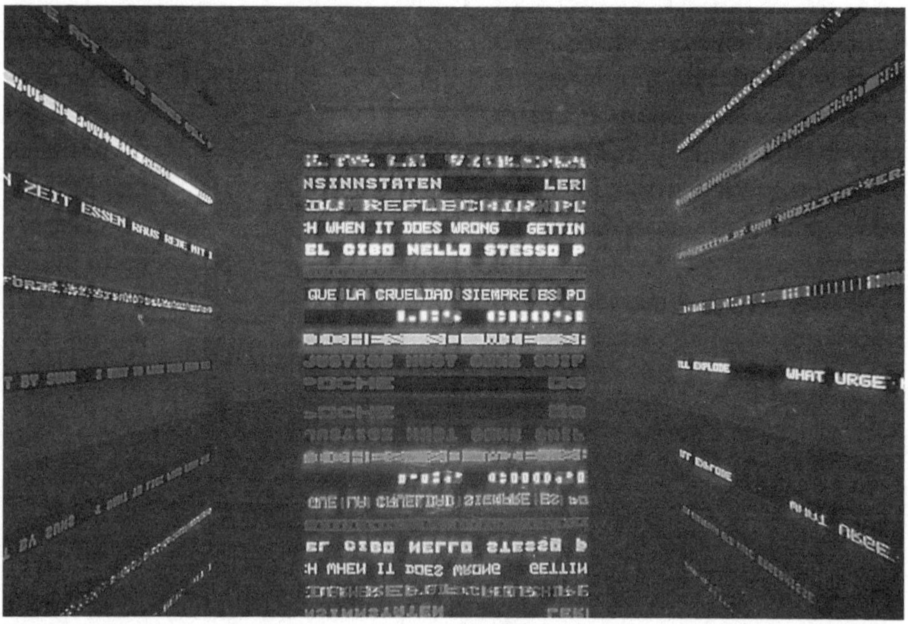
NSINNSTATEN
H WHEN IT DOES WRONG GETTIN
EL CIBO NELLO STESSO P
QUE LA CRUELDAD SIEMPRE ES PO
ZEIT ESSEN RAUS
WHAT URGE

X. Epitaph

N.S.: Was sind deine Pläne für die Zukunft?

J.H.: In meinem neuesten Projekt, an dem ich gerade arbeite, geht es um die zukünftige Realität, die uns wahrscheinlich schon bald einholen wird. In diesem Projekt möchte ich Welten bilden – nur ich weiß noch nicht, wie man es technisch anstellen kann –, aber trotzdem möchte ich Welten an verschiedenen Orten bilden, welche man betreten und in denen man sich bewegen kann. Solche Welten wären für mich nicht nur eine Möglichkeit, den heutigen Horror, weil alles falsch ist, zu zeigen, sondern auch einen Weg, auf dem die Utopie wieder in diese Welt zurückkehren könnte. Weil in diesen Welten, die du in meiner elektronischen Zukunft betreten würdest, du wieder bei Null anfangen und eine ganz neue Welt bilden müßtest. In diesen Welten würde es keine Architektur, kein Oben und Unten geben. Du würdest dich plötzlich in einer Welt befinden, in der du selbst entscheiden mußt, wer sie eigentlich betreten darf und wie du auf sie reagieren sollst. Solche zukünftigen Welten wären mein Versuch, zu einer gesellschaftlichen Theoretikerin, aber auch zu einer Architektin oder einer Dramatikerin zu werden...

o: »The Venice Installation«
Walker Art Center, Minneapolis 1991/92

u: Installation United States Pavilion
44. Biennale Venedig, 1990

N.S.: ...die eine ganz neue Gesellschaft bildet?

J.H.: Ja, eine perfekte Gesellschaft. Vielleicht wird es weniger gefährlich, wenn mehrere Leute gleichzeitig, wie in diesem Projekt, eine solche Gesellschaft zu bilden versuchen.

N.S.: Das kann sein, aber trotzdem sollten wir nicht die schlechten Erfahrungen mit solchen Versuchen, eine neue Gesellschaft zu bilden, vergessen.

J.H.: Oh, ja. Ich denke, daher ist es gut, daß ich es nur elektronisch mache und nicht den Anspruch erhebe, es am lebendigen Fleisch zu versuchen.

N.S.: Wir können also beruhigt sein, bei deinem Versuch wird niemand wirklich getötet...

J.H.: ...ja, oder in eine Form gezwungen. Das kann man mit menschlichen Wesen nicht tun.

N.S.: Denn wenn wir etwas in diesem zu Ende gehenden 20. Jahrhundert gelernt haben, dann die Tatsache, daß selbst die bestgemeinten Versuche höchst gefährlich sein können. Daher sollten wir äußerst vorsichtig mit solchen utopischen Vorstellungen und Sehnsüchten umgehen.

J.H.: Oh, ja. Und trotzdem lohnt es sich, über so etwas nachzudenken. Es wäre wirklich lächerlich, sich zurückzulehnen, die Sachen um sich geschehen zu lassen, und nicht mehr von einer perfekten Welt, in der Harmonie herrscht, zu träumen. Aber du hast recht, man darf nicht vergessen, daß es immer schon höchst gefährlich war, wenn man unkritisch solche utopischen Konzepte übernahm, die andere für dich bereithielten. Denn diese anderen sind immer die wundervollsten und gleichzeitig auch die gefährlichsten Menschen von großer Ausstrahlung, nur daß sie einmal zu Ghandi und ein andermal zu Stalin werden können.

aus: »The Survival Series«
Candlestick Park, San Francisco Mai 1987

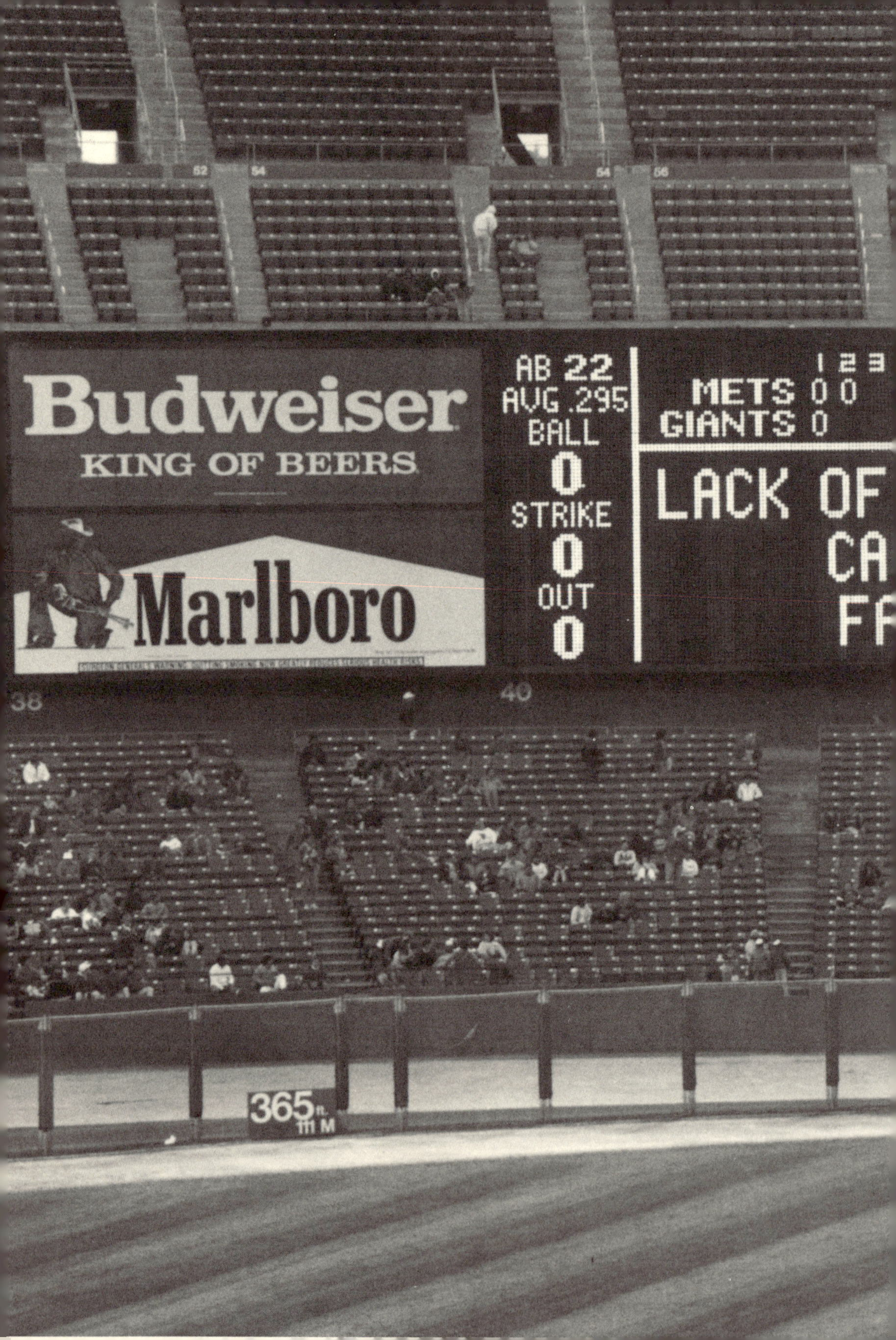
Budweiser
KING OF BEERS
Marlboro
AB 22
AVG .295
BALL
0
STRIKE
0
OUT
0
1 2 3
METS 0 0
GIANTS 0
LACK OF
CA
FA
38
40
365 ft.
111 M

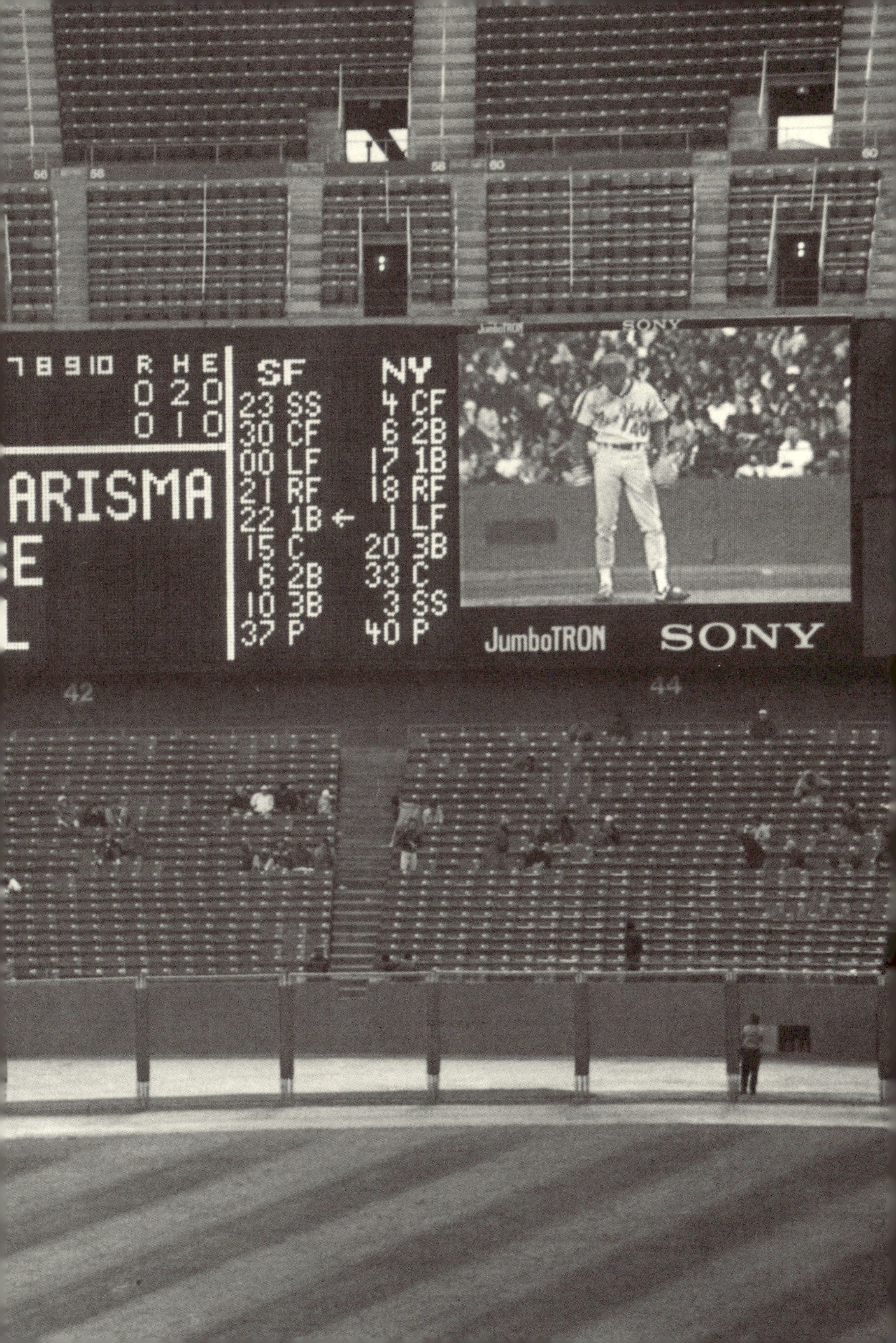
7 8 9 10 R H E
0 2 0
0 1 0
ARISMA
E
SF
NY
23 SS
30 CF
00 LF
21 RF
22 1B
15 C
6 2B
10 3B
37 P
4 CF
6 2B
17 1B
18 RF
1 LF
20 3B
33 C
3 SS
40 P
JumboTRON
SONY
42
44

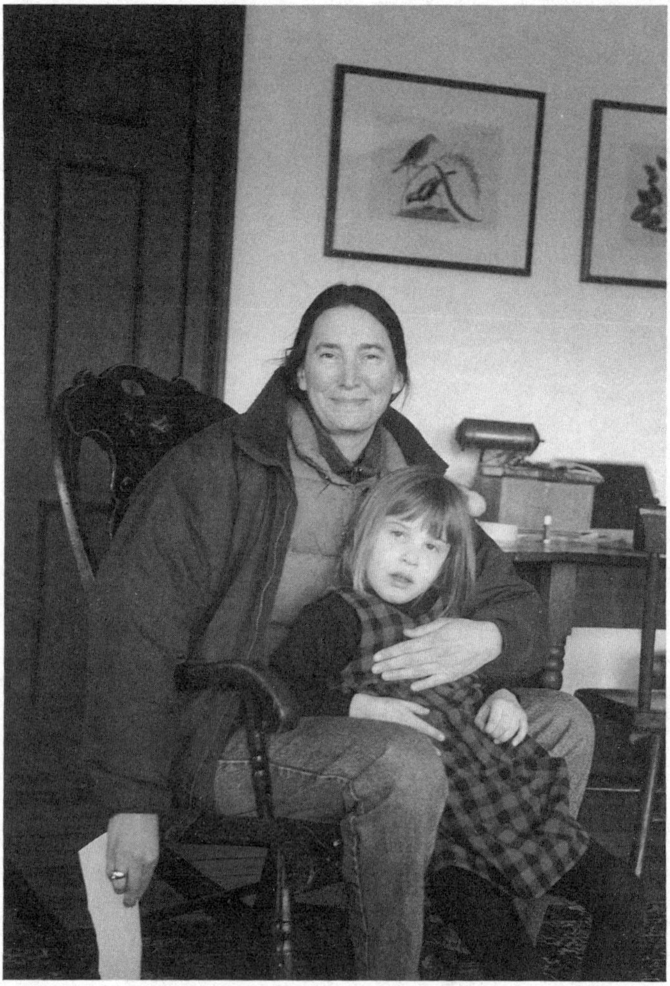

Jenny Holzer mit Tochter Lili, Hoosick Falls 1993
Photo: Noemi Smolik

Jenny Holzer

wurde 1950 in Gallipolis, Ohio, geboren.

	Studium an der University of Chicago, an der Ohio University und an der Rhode Island School of Design
1977	Umzug nach New York, Whitney Museum Independent Study Program
1978	Franklin Furnace, New York, »Jenny Holzer Installation«
1979	Fashion Moda, Bronx, New York, »Fashion Moda Window«
1980	Rüdiger Schöttle Gallery, München, Living (mit Peter Nadin)
1982	Barbara Gladstone Gallery, New York Documenta 7, Kassel One Times Square, New York, Messages to the Public: Truismen
seit 1983	Ausstellungen in Galerien und Museen in den USA und in Europa Unter anderem: Barbara Gladstone Gallery, New York; ICA, London; Lisson Gallery, London; Monika Sprüth Galerie, Köl; Kunsthalle, Basel; Galerie Crousel-Hussenot, Paris; Rhona Hoffman Gallery, Chicago; The Brooklyn Museum, Brooklyn, New York
1989	Solomon R. Guggenheim Museum, New York Dia Art Foundation, New York, »Jenny Holzer: Laments 1988–89«
1990	vertritt die USA während der Biennale in Venedig.

Jenny Holzer lebt und arbeitet nördlich von New York.

Bibliographie (Auswahl)

Bücher:

Diagrams, New York, Eigenpublikation, 1977
A Little Knowledge, New York, Eigenpublikation, 1979
Black Book, New York, Eigenpublikation, 1980
mit Peter Nadin, Hotel, New York, Tanam Press, 1980
Living, New York, Eigenpublikation, 1980
Eating Friends, New York, Top Storei, 1981
Eating Through Living, New York, Tanam Press, 1981
Truisms and Essays, Nova Scotia, Canada, Nova Scotia College of Art and Design Press, 1983
Black Book Poster, New York, Eigenpublikation, 1988

Artikel:

mit Peter Nadin: »Position Papers« in Artforum, New York, Feb. 1980
»Laugh Hard at the Absurdly Evil« in New Observations, New York, 1985, Nr. 35
»Truisms« in Blasted Allegories: An Anthology by Contemporary Artists, New York, New Museum of Contemporary Art, 1987

Bücher über Jenny Holzer:

Jenny Holzer. Signs, ICA, London, 1989.
Jenny Holzer, The Venice Installation, Albright-Knox Art Gallery, Buffalo, 1991
Michael Auping, Jenny Holzer, New York, Universe Publishing, 1992

Zeitungsartikel:

1979	Lippard, Lucy, »Rhetoric: Looking Back in Anger.«, The Village Voice, New York, 1979, Dec. 10
1981	Graham, Dan, »Signs«, Artforum, New York, 1981, Apr.
1982	Buchloh, Benjamin, »Allegorical Procedures: Appropriation and Montage in Contemporary Art«, Artforum, 1992, Sept.
	Ratcliff, Carter, »Jenny Holzer«, The Print Collectors' Newsletter, New York, 1982, Nov-Dez.
1983	Owens Craig, »The Discourse of Others: Feminists and Post Modernism« in: Hal Foster (Hrsg.), The Anti-Aesthetik: Essays on Post Modern Culture, Port Townsend, Washington, 1983
1985	»Public Address: Sign on a Truck«, Art in America, New York, 1985, Jan.
	Brenson, Michael, »What's New Around Town in Outdoor Sculpture«, The New York Times, 1985, July 19
1986	Smolik, Noemi, »Jenny Holzer«, Interview, Wolkenkratzer Art Journal, 1986, Nr. 5
1987	Bordaz, Jean-Pierre, »Jenny Holzer and the Spectacle of Communication«, Parkett, Zürich 1987, Nr. 13
	Cameron, Dan, »Art And Its Double: A New York Perspective«, Flash Art, Milano, 1987, Mai.
	Kuspit, Donald, »Regressive Reproduction and Throwaway Conscience«, Artscribe, London, 1987, Jan.-Feb.
1988	Brenson, Michael, »Jenny Holzer: The Message is the Message«, The New York Times, 1988, Aug. 7
	Kuspit, Donald, »Crouding the Picture: Notes on American Activist Art Today«, Artforum, New York, 1988, Mai
1990	Levin, Kim, »Lumiere et Son«, Village Voice, 1990, Jan. 9
1991	Lotringer, Sylvere, »Third Wave«, Flash Art, Milano, 1991, Mai/Juni
	»Neon Nights«, Artscribe, London, 1991, Nov.-Dez.

Das Gespräch führte Dr. Noemi Smolik. Studium der Kunstgeschichte, Geschichte und Philosophie, lebt und arbeitet als Kunstkritikerin in Köln.

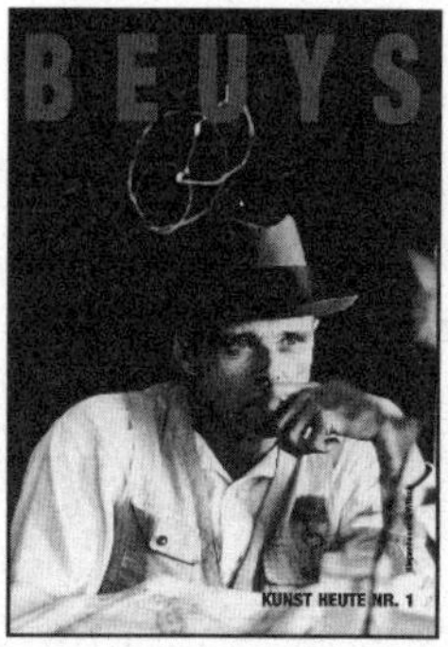

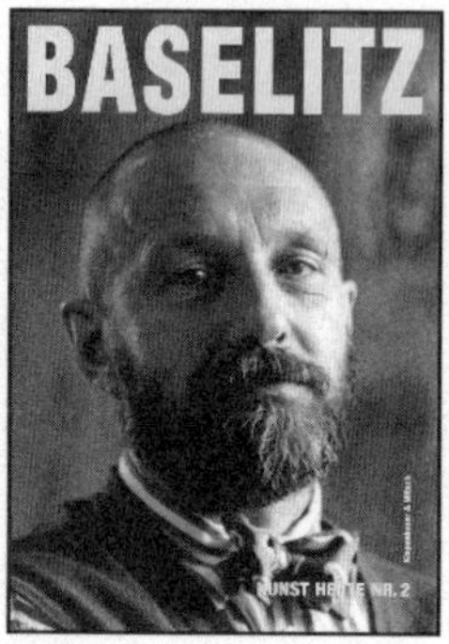

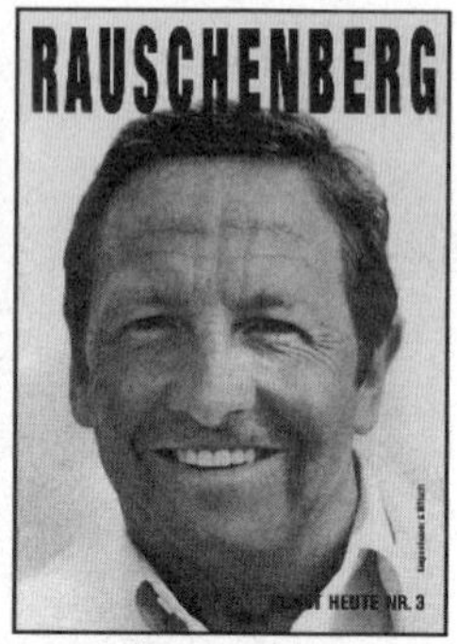

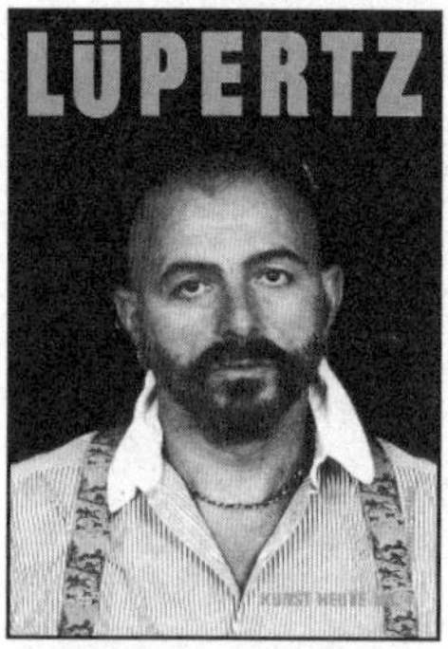

KUNST HEUTE ABONNEMENT

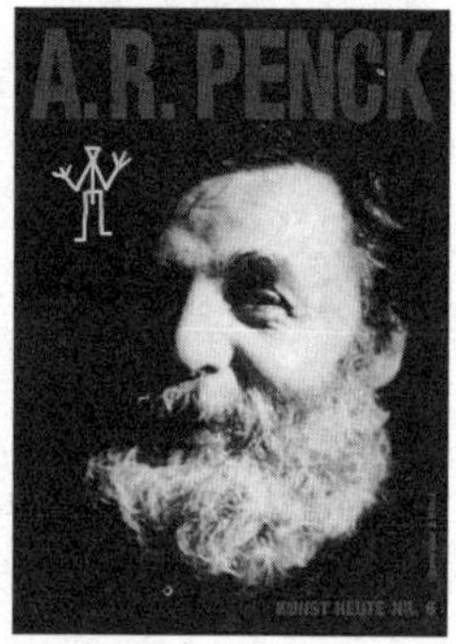

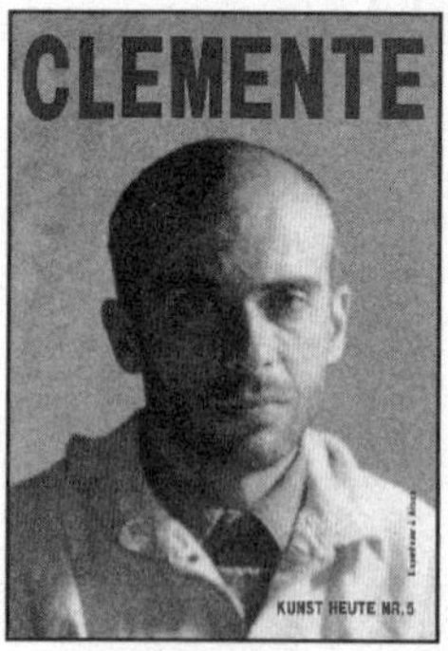

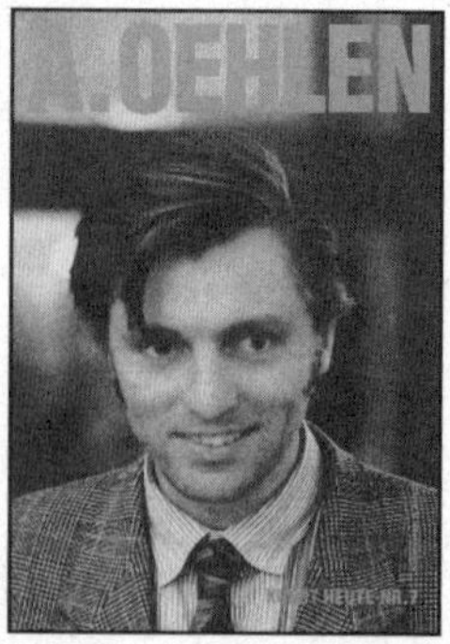

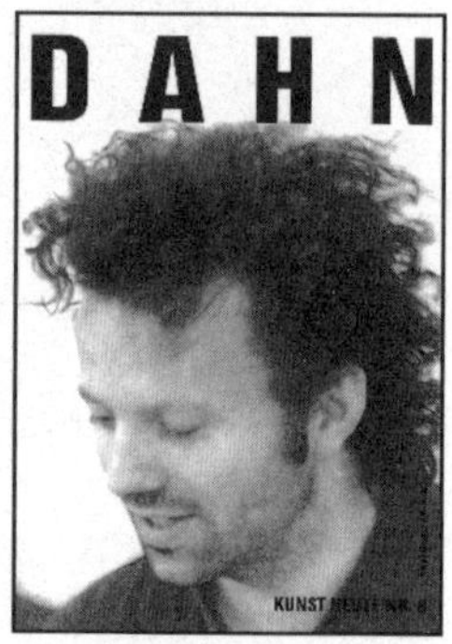

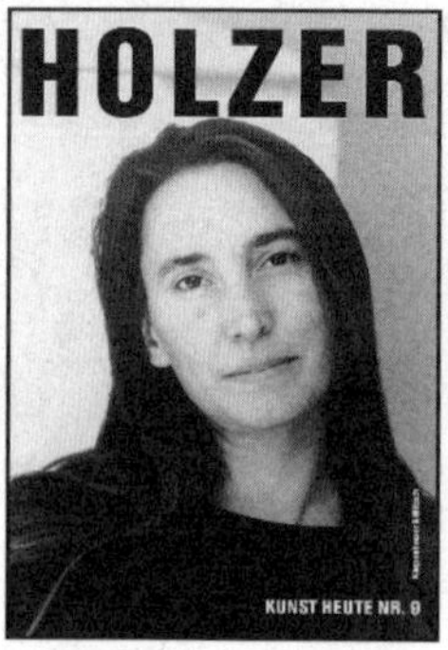

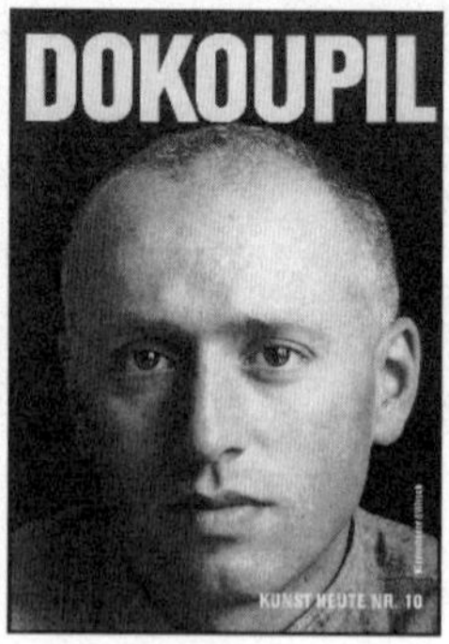

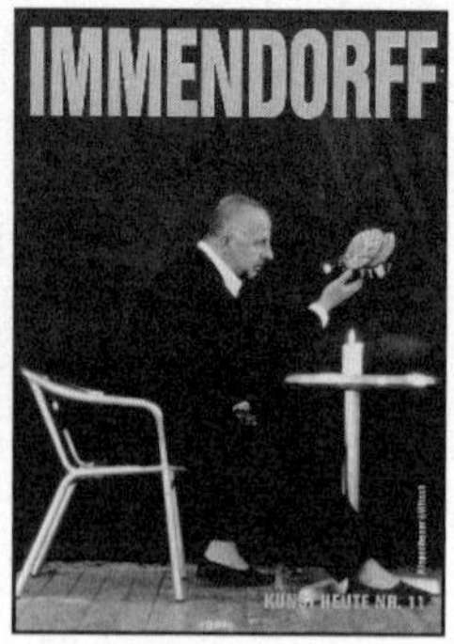